# ¡El Gran Trato

CW00656512

## Deja de mendigar, elimina los pensamientos excesivos y empieza a vivir una vida feliz [The Big Deal, Spanish Edition]

Aníbal Mida

**Copyright texto © 2021 por Aníbal Mida**

Todos los derechos reservados. Ninguna parte de esta guía puede ser reproducida en cualquier forma sin el permiso por escrito del editor, excepto en el caso de citas breves en artículos importantes o revisiones.

**Nota legal**

La información contenida en este libro y su contenido no está diseñada para reemplazar o tomar el lugar de cualquier tipo de consejo médico o profesional; y no pretende reemplazar la necesidad para el consejo médico profesional, financiera, legal o de otro independiente o en un servicio, como puede ser requerido. El contenido y la información de este libro se ha proporcionado con fines educativos y de entretenimiento.

El contenido y la información contenida en este libro ha sido recopilada de fuentes consideradas fiables, y es exacta al leal saber y entender, la información y la creencia del autor. Sin embargo, el autor no puede garantizar su exactitud y validez y no se hace responsable de los errores y / u omisiones. Además, los cambios se realizan periódicamente a este libro como y cuando sea necesario. Cuando sea apropiado y / o necesario, se debe consultar a un profesional (incluyendo, pero no limitado a su médico, abogado, asesor financiero o cualquier otro asesor profesional) antes de usar cualquiera de los remedios sugeridos, técnicas, o información en este libro.

Al utilizar los contenidos y la información contenida en este libro, se compromete a mantener indemne al autor de y contra cualquier daño, costos y gastos, incluyendo honorarios legales potencialmente resultantes de la aplicación de cualquiera de la información proporcionada por este libro. Esta declaración es válida para cualquier pérdida, daño o perjuicio causado por el uso y aplicación, ya sea directa o indirectamente, de cualquier consejo o información que se presenta, ya sea por incumplimiento de contrato, agravio, negligencia, lesiones personales, criminal, o bajo cualquier otra causa de acción.

Usted se compromete a aceptar todos los riesgos del uso de la información que se presenta dentro de este libro.

El usuario acepta que, al continuar a leer este libro, cuando sea apropiado y / o necesario, se consultará a un (asesor o cualquier otro asesor, según sea necesario, incluyendo, pero no limitado a su médico, abogado o financiera) antes de usar cualquiera de los remedios sugeridos, técnicas, o información en este libro.

# Tabla de contenido

## Curación empática

## Pensando demasiado

# Curación empática

## La guía de supervivencia para los empáticos y las personas altamente sensibles para convertirse en un sanador de sí mismo [Empath Healing, Spanish Edition]

Aníbal Mida

# Tabla de contenido

# Introducción

Desde que era niño, me encantaba dar a la gente toda mi atención cuando me hablaron porque quería entender todo lo poco de lo que decían. También quería reflexionar sobre lo que era no se dijeron y conectar los puntos. Me he dado cuenta de que muchas veces, la gente me decía cosas y dejar a mitad de camino, probablemente porque no estaban seguros de que deberían me dicen más por una razón u otra. Otras veces, me gustaría sentarse y mirar directamente a los ojos de quien habla, escucha y luchando para leer sentido a lo que no había dicho. Tratando de ver si podía entender su silencio, sentir lo que sienten y lean lo que estaba en su mente.

De hecho, yo estaba decidido a descubrir más de las palabras habladas de mis amigos que a menudo prestada atención a todo lo que dice cada persona y todo lo que no lo hacen. Sus gestos, posturas, el silencio, el tono y así sucesivamente, leí todos. Pero mucho que lo intentara, fue un experimento fallido. Sólo podía decir algunas cosas acerca de ellos. Bien "le puedo decir lo que es probable que decir cuando se les pregunta algo, yo puedo decir si les gustaría algo o no, y eso era todo. ¿Por qué debería hacer esto, ya sabes lo odia!" Todavía no podía decir exactamente cómo se sienten acerca de algo.

No puedo decir lo que está pasando en la mente de nadie también, no importa la cercanía. La mente humana es simplemente demasiado difícil de leer y que probablemente será engañado, no importa lo que intente. Algunas personas son bastante buenos en ocultar sus emociones demasiado, van a ocultar lo que sienten o piensan de manera tan perfecta que sería demasiado difícil de adivinar. No se puede esforzarse demasiado si todavía apreciar su cordura.

A lo largo de esta línea de conjeturas y la búsqueda, Sin embargo, he descubierto algo interesante. Algunas personas realmente tienen el talento exacto que estaba muriendo por. Estas personas son seres humanos paridos con una habilidad sobrenatural para leer la mente de otras personas. Ellos saben exactamente lo que está pensando y que pueden deletrear las palabras en su cabeza. Ellos pueden decirle cómo se siente y que pueden señalar el espíritu exacto que usted está conduciendo mientras habla con ellos. Todo lo que necesitan es que participar en una larga conversación y en algún momento, que comenzarán a contar los próximos cosas que iban a decir. Lo sorprendente es que incluso podrían compartir sus sentimientos y volcado todo lo que sentían al principio.

Esto es muy raro, ¿verdad? Y eso es exactamente por qué muchas personas piensan que era algún poder sobrenatural. Acabo de utilizar esa palabra también. Pero, en realidad, esa palabra y nada como esto no califican a estas personas. Ellos no tienen ningún poder especial o de fantasía como esas brujas orientales que se ven en las películas medieval. Son seres humanos, sólo los puramente talentos y empáticos es el nombre acuñado para ellos.

Hay un montón de cosas sorprendentes sobre empáticos, y usted se preguntará cómo se las arreglan para hacer esas cosas. ¿Cómo piratear el alma de alguien, entender cómo se siente la persona y compartir sensaciones aún con esa persona? Si se acaba mordido por una serpiente australiana y sientes ese horrible dolor, confía en mí, un empático se sentiría lo mismo si uno es alrededor. ¿Cómo se hace eso? Prometo que está a punto de encontrar en las siguientes páginas. Sólo asegúrese de que se pierda nada.

La empatía tiene diferentes grados y tipos, y las noticias más incómodas sobre empáticos es que muchos no saben realmente que son uno. Francamente, que podría ser un empático y que ni siquiera sabría. No sé a ciencia cierta si usted tiene la sangre de uno corriendo en sus venas o no, pero puedo asegurarle, usted entenderá lo que exactamente un empático se parece a la vez que se realizan con este libro. Va a conocer información detallada sobre cómo detectar un empático cuando conoces a uno, y las diversas formas que puede existir un empático. De esta manera, se puede decir si usted es un empático o no.

Creo que se está comenzando a preguntarse si soy un empático también, y que será mejor que esa idea de la cabeza ahora mismo. La naturaleza no organizar una prueba de selección para nosotros, sólo seguía y selecciona algunas personas al azar, menos yo. Por lo tanto, me di por vencido tratando de ser uno, pero aprecio cada uno. Ellos están haciendo exactamente lo que siempre he querido hacer, el nivel de atención y la preocupación que mostró a los demás puede cambiar el mundo si tenemos suficiente de ellos. Y es por eso que he pasado años investigando y subvenciones ellos.

¿Te dije que empáticos también tienen problemas? Bueno, ellos tienen problemas en algunos caminos, y su vida de amor, de trabajo, así como las relaciones siempre tienen complicaciones que otras personas casuales. De hecho, el crecer no era un pedazo de pastel para la mayoría de ellos, como pronto se encontrará en la que cuelga revelación entre sus manos ahora mismo.

Si usted es un empático que desee aprender el tramo completo de su poder, cómo se puede navegar por la vida y resolver sus problemas inmediatos utilizando algunos estilos bien investigados y probados, encontrará consejos importantes y dirección de este libro. Si usted es simplemente una persona curiosa con un interés en la fantasía empáticos también, me siento orgulloso de decir que este libro contiene prácticamente todo lo que le gustaría leer.

Tengo que advertir que, al mismo tiempo, hay mucho que desaprender. La razón principal por la que está leyendo sobre Empáticos es que usted ha oído hablar de ellos en alguna parte y parece algo irresistiblemente loca por ellos. Eso está muy bien, pero podría tener problemas en algún momento. ¿Por qué? Debido a que mi conjetura es que hasta la mitad de lo que has oído acerca empáticos no está bien. Hay tantas falacias con cebo de la calle que es difícil saber los hechos de la ficción.

Esta es la razón por lo que necesita para dejar todo lo que ha aprendido y ver una perspectiva diferente. Te garantizo que está a punto de descubrir el planeta de los empáticos y cómo las cosas funcionan en allí. Obtenga su bebida favorita, asegúrese de que sea una noche en el sofá y abrir la página siguiente, el tiempo para empático-viaje.

# Capítulo 1: ¿Qué es un empático

Un diccionario promedio lee que un empático es alguien que piensa que entienden los sentimientos de otra persona. ¿Pero eso es todo? Apuesto a que sabe mejor. El mundo de la empático es una extraña y poco común, un problema complejo que no puede ser capturado en 2 páginas de un diccionario. Algunas personas no más de la descripción en un diccionario saben, y es por eso que puedes encontrar artículos confundiendo aquí y allá. Usted tendría que tomar su mente de todo lo que ha leído antes de leer esto, es el mejor consejo que puedo dar a cualquier persona que realmente quiere entender empáticos.

Para empezar; ¿cuánto se puede decir sobre el sentimiento de otras personas que te rodean? ¿Mucho? ¿Pequeño? ¿Nada acerca de cómo se sienten? Trate de recordar cómo se relaciona con sus nuevos amigos, viejos amigos y seres queridos, que hará que su emoción a la luz. Usted será capaz de decir si te importara un poco, mucho o que estaban muy preocupados por lo que sentían. Esto me recuerda a un cliente joven que entró en mi oficina en un viernes por la noche. 'Estoy demasiado sin corazón y quiero cambiar!' clamó en mis oídos. Él estaba echando humo en la ira y la frustración, pero con calma le mostró un asiento y escuchó su historia.

Era un hombre que no le importa un comino acerca de los sentimientos de los demás. Él sería romper con su novia en el ocio. Iba a recoger a su llamada y escuchar su perorata en la locura. '¿Cómo diablos pudiste hacer eso? ¿Cómo se atreve meterse conmigo?' Oiría el cambio dama indefensa el tono de su voz que le prometen el cielo y la tierra, para pedirle que le devuelva a ella y perdonarla por cosas que no hice. A pesar de eso, él permanecería inmóvil, no importa lo que tenía que decir. Era el mismo en todas las situaciones que la gente hizo un llamamiento a sus sentimientos. Incluso cuando decidió otorgar a sus peticiones, no fue porque él se movía, más bien él fue presionado o que odiaba las peticiones intensas. Su corazón era una especie de roca dura que no se puede cambiar mediante el vertido de palabras blandas o duras en él.

He visto soldados lloran por sus seres queridos. He leído acerca de un asesino que se encuentra a su objetivo y tuvo la oportunidad perfecta para apretar el gatillo, pero no era capaz de hacerlo. La sonrisa radiante de su objetivo desprevenido llegó a su corazón. Se hizo abrumado por la emoción, cogió su arma, se alejó y confesó sus crímenes al mundo. Este tipo de cosas suceden en todas partes, es por eso que a veces, usted quiere castigar a alguien por herir o desobedecer, y que iba a cambiar de opinión después de su remordimiento toque su corazón.

Pero existe el otro lado también, algunas personas simplemente no pueden decidirse a cuidar a los demás. Incluso cuando tratan. Estas personas sufren de apatía, el narcisismo o la psicopatía. ¿Que son esos?

Vamos a hablar de ellos unas líneas más adelante, pero primero, ¿qué es la empatía y cómo relacionar estas cosas? La empatía es un estado de la mente que su mente se conecta con la mente de los demás en la bondad. Sucede cuando se puede ver en los vidrios de las personas, es decir, se puede ver a través de ellos mirando a través de sus ojos. Que mirar y escuchar, y que sería entender qué es exactamente que estaban viendo; miedo, excitación, inquietud, esperanza, y así sucesivamente, si dicen o no. Puede ver las cosas como las personas que ellos ven y entender exactamente dónde están viniendo.

Para utilizar las palabras de Sigmund Freud, "empatía se trata de ponerse en el lugar de otra persona. La empatía es psicológica, es puramente por el estado de la mente de dos personas. Dos personas de los cuales uno tiene el equilibrio psicológico de leer la mente de la otra persona con compasión, que puede comprender y compartir los sentimientos de la primera persona. También puede decir cómo la persona puede reaccionar o lo que la persona haría a continuación. Un empático tiene la capacidad de sentir empatía; la compasión, no sólo para los seres humanos, sino también para la vida, la tierra, el agua, todo lo que se puede imaginar. Se puede imaginar lo que esté de paso mientras habla con él, él puede sentir sus dolores de la forma exacta en que está sintiendo su dolor y que puede imaginar correctamente lo que está pensando.

Hace algunos años, oí la historia de un joven maestro de escuela que conoció a un conductor de camión. Este conductor de camión acababa de perder a su padre y sus hijos en un accidente de automóvil. Como si eso no fuera suficiente, su esposa pidió el divorcio después de un corto tiempo y que perdió su trabajo porque no podía concentrarse en las ruedas más. Después de perder su trabajo, se sentaba en la escalera de una gran catedral y sollozar en silencio, prestando atención a nadie y conseguir ninguna atención a cambio. Un día, esta maestra dio la vuelta y vio que el conductor del camión en lágrimas. Ella comenzó a consolar al conductor y le convenció para compartir lo que había pasado con ella, lo hizo. ¿Y adivina qué? Ella compartió sus dolores. Ella se echó a llorar y empezó a llorar con él. Ella lo dejó después de un tiempo y lloraba solo en casa. Ella nunca fue la misma persona. Ella perdió interés en su trabajo y abandonó también. ' La vida es dura' garabateaba en sus paredes, la vida es malo deliberadamente para muchos ", escribió más. Se quedó en el interior la mayor parte del tiempo y se plantaron algunos Aloe Vera en unos cuantos botes en su habitación. Después de unas semanas, se halló que había en la habitación, colgando de una cuerda en el techo.

Mucha gente no puede imaginar por qué alguien mataría a sí mismos a través de los dolores de la otra persona. Incluso los policías pensaron que era más que eso. Se buscaron más pistas y llevada a cabo serie de investigaciones. Al final, se encontraron con su nota de suicidio y se dieron cuenta de que había matado a sí misma. La serie de poemas que escribió también explicaron que había matado a sí misma a través de los dolores de la tristeza que sintió cuando escuchó la historia de cómo un hombre tenía todo y lo perdió todo. Nadie sabía este hombre que escribió acerca, se verificaron las catedrales más cercanas y no se había hallado nunca en los pasillos. ¿Podría haber matado a sí mismo demasiado? Usted ya sabe tanto como yo sobre él.

La maestra nunca se supuso que era un empático. La palabra no se encuentra en ninguna parte en sus libros, paredes o escritos. Este medio, muchas personas pueden ser empáticos y tendrían ni idea. Una cosa era segura, al menos, se olvidó de cómo se sentía antes de conocer al anciano. Todo el mundo que la conocía estaba seguro de que no tuvo problemas con la vida, pero ¿cómo podía estar tan emocional que iba a revolcarse en la tristeza de otra persona? Empatía.

La empatía es el único estado emocional que funciona de esa manera. Si usted se imagina en la piel de la maestra, ¿cree que se puede sentir los dolores del hombre tanto? Muchos de nosotros podemos sentir el dolor de otras personas, que pueden incluso sentir tan triste que nos llorar por su pérdida, pero ciertamente, no estamos perdiendo nuestro sueño. Tengo que decir que pertenezco a ese grupo. Es posible que pierda el sueño en su propio caso, y posiblemente ser cambiantes de ello en unos pocos días. Pero todo lo que aún podría estar fuera de profunda simpatía, o probablemente, tiene algunos rasgos de un empático o que todavía se están desarrollando sus puntos fuertes como empático completa.

Ahora voy a explicar los diferentes tipos de emociones que prometí, aunque se debe recordar, sólo he seleccionado las más relevantes para lo que estamos hablando.

## Varios tipos de Emoción

a. **Simpatía**; La simpatía es lo que significa sentirse mal por lo que les ha ocurrido a otras personas. Por ejemplo, su mejor amiga acaba de perder a su madre. Su esposa fue despedida. Algunos extraños se quemaron o heridos en un desastre fuego, y tales casos sardónicos. Está bien para tomar una respiración profunda y sobria idea de un tiempo. Ves esta triste noticia en la televisión, escucha como un amigo habla de ellos o sentarse al lado de las víctimas y escuchar las historias. Se podría sentirse deprimido como una persona que se siente la tristeza, 'Lo siento' se encontraría a sí mismo diciendo a ellos, por piedad. Eso es exactamente lo que significa la simpatía, el espectáculo de piedad. La simpatía es una emoción que una persona promedio debería tener. Sin embargo, en los diferentes niveles. Tengo amigos que le toque en sus hombros y le dirá: 'Yo soy el hombre lo siento', y luego caminar hacia fuera en usted. No están siendo duras o insensibles, es sólo su nivel de simpatía.

Algunos se quedaban un poco más, 'Realmente me gustaría que esto no está ocurriendo a usted, usted es claramente un buen tipo que ama a todos y que no merecen esta bestia de un desastre, dirían. Pero al final, tenían que desplazarse demasiado. Uno no espera que pierdan su sueño por sus preocupaciones.

Consideremos otra situación práctica. Usted perdió un contrato y tomó para beber, que encerraste en la casa todo el día y se vacían las botellas. Que no importa lo difícil o peligrosa las bebidas fueron, sólo querían seguir bebiendo, con tal de que le ayuda a evitar pensar acerca de su pérdida. Sus amigos vinieron alrededor, escuchado lo sucedido, hechas a entender que no vale la pena, y regresaron a sus hogares. Por supuesto, tienes mejor, mientras hablaban, pero no se fue como un flash.

En lo profundo de la noche, usted todavía estaba con los ojos abiertos, pensando en los coches que podría haber comprado si tienes ese acuerdo, el partido se habría tirado y la sonrisa de la victoria que ha estado esperando para jugar en sus labios. Todavía se siente mal por esas cosas, y estás por la noche sobre él. ¿Sus amigos se sienten también lo siento, pero lo que están haciendo? ¡Ronquidos! ¿Eso significa que no se sienten mal? Por supuesto que no, eso es sólo cómo funciona la solidaridad. Me siento mal por ti, pero realmente es usted y su problema. La simpatía puede conducir a la empatía, pero antes de discutir la empatía, echar un vistazo a esto:

b. **Apatía**: No es siempre el caso de que una persona se siente simpatía, muchas veces, algunas personas sienten nada que pase lo que pase. Son meramente indiferente, ni excitado ni triste, simplemente neutral. No tienen ninguna reserva o resentimiento; es sólo una falta de sensación de que no pueden evitar. Una persona apática no genere ilusión por su trabajo, el juego de squash o el jugador de lacrosse. Tanto si está satisfecho o no está fuera de su negocio, ya que no está contento de sí mismo.

A veces, la ira y algunas de sus experiencias pasadas pueden hacer que usted o sus amigos tomar una actitud apática a la vida. ¡Esos momentos son cuando entró en la escuela y anunció, 'mamá! Me dieron el papel en el drama'. Ni siquiera te miran, y ella le daría un "bien" con una sonrisa en la comisura de los labios. Eso no era lo que esperaba ¿verdad? Bueno, ella no estaba triste por su éxito, pero no sintió nada de especial. ella puede haber sentido que el año pasado y que se precipitó en sus brazos, pero esta vez, ella acababa de perder su trabajo y nada más parecido a la materia.

Muchas veces, la apatía es la razón por la que un hombre sonaba su esposa desde el trabajo para decirle que él acaba de recibir su promoción. ¿Qué espera? Tendría que saltar y perforar el tercer piso con sus gritos de emoción. Pero ¿qué iba a conseguir? 'Oh, felicitaciones' se las arreglaría para decir y encontrar una manera de terminar la llamada. Se espera que este tipo de comportamiento cuando la mujer acababa de perder algo precioso para ella; Su papá, mamá, amigo o brazaletes de oro. Ella se sentiría completa indiferencia a lo que se siente, sin una manera de conseguir a sí misma fuera.

Esta es una de las cosas que quiero que entiendan. A veces, su amigo podría estar en un estado de ánimo también neutral para compartir su alegría o tristeza, y no se les debe mantener en él. Ellos tienen su propia emoción a la batalla y esto es probablemente una de esas veces que están luchando activamente. Encontrar una manera de animarlos. Recordarles de algo que ellos adoraban, juega trucos en ellos, sorprenderlos y forzarlos a retractarse del nuevo misterio que se están ahogando en. Es decir, cuando podrían volver a compartir su alegría.

Más a menudo que no, la apatía es un comportamiento condenable con consecuencias nefastas. Nunca se puede aburrirse o excitado si usted tiene una mentalidad apática. No te importa si usted acaba de perder a su esposa o coche, si Australia está en llamas o sus hijos pequeños pueden morir si no consigue el trabajo. Usted está a sólo preocupaciones acerca de todo. ¿Recuerde mi cliente que he mencionado antes? Era como si nada. Ni siquiera se preocupan por las lágrimas de alguien que él había dicho que amaba. Pero la apatía no es innata, que es el resultado de alguna experiencia triste, y puede ser revocada con experiencias de la mente-blogging provocados por los amigos, queridos y consejeros.

c. **Psicopatía**; Un psicópata es una de las personas más salvajes que recorren la tierra. Sus creencias son impares y su estilo no es envidiable. Con ideas similares a una mente apático, un psicópata también se preocupa poco de lo que ocurre con cualquier otra persona en la tierra. Por lo general, no están preocupados por sí mismos ni a nadie, simplemente vivo, crecen y mueren. La única diferencia notable es que mientras que la gente apática no se preocupa por nada, un psicópata se preocupa mucho por el placer. Ellos disfrutan de la diversión, que feliz cuando desean, pero no da un pitido si cree que lo que estaban haciendo estaba bien o no.

La mayoría de las veces, deliberadamente hacer todo lo que la sociedad odiaba. Ocupan el tipo de comportamientos que la última querido ver en un señor o señora, sólo para demostrar que son desafiantes y que no les importa lo que sucede. Ordenan todo lo que el Estado está en desacuerdo con; negocios ilícitos, drogas y un impulso sexual que no puede ser satisfecha fácilmente. No les importa si te gusta o no, si usted cree que lo que están haciendo está bien o mal, sólo se encienden y su 'cosa'. Incluso en esos momentos un médico les dice que están muriendo, que creo que es todo mentira y continúan picoteo cualquiera que sea el médico dice que estaba matando. La muerte no significa nada de todos modos.

d. **Narcisismo**: Le ayudará mucho si usted sabe sobre el narcisismo también. Son gente apasionada que vivieron como psicópatas. Se preocupaban poco por los demás y que realmente no pueden hacer mucho para convencer a ellos. Pero no deben confundirse con los psicópatas, existen marcadas diferencias. Mientras que la gente apática y psicópatas no se preocupan por lo que piensa de ellos, los narcisistas son diferentes. Ellos quieren saber lo que está pensando en ellos, de hecho, que quieren que les diga lo que están haciendo es la mejor también. Son altamente emocional y toda su emoción es por sí mismos.

Pueden leer la mente de otras personas como un empático, pero en lugar de sumergirse en los sentimientos de los demás, que buscarían formas de manipular los pensamientos de otras personas para satisfacer sus propios intereses. Digan lo que digan que no es compatible con ellas serán arrojados fuera como un montón de basura. Siempre es una muy mala idea tener a alguien como este en una posición de autoridad. Forman gobiernos dictatoriales y plomo sin piedad. Mantienen encontrar maneras de hacer más feliz a sí mismos, más ricos y más ricos a expensas de sus temas, y cualquiera que piense que están equivocados es visto como un enemigo. Nadie tiene siempre la razón ya sabes, a veces, se debe dejar pasar las cosas y permitir que la gente tenga algo que decir, incluso cuando usted piensa que está bien, eso es una cosa que nunca puede obtener de un narcisista.

e.   **Empatía**: El más complejo de todos: la empatía es el sentimiento más grande humanitaria una enfermera hombre lata. Es una situación en la que no sólo se siente simpatía por causa de una persona, también se puede sentir lo que sienten directamente. Su dolor es el dolor, la tristeza, la alegría, y el éxito es su éxito también. Es más popular entre los amantes. Cuando vea a su amante sonriente, que, naturalmente, le devolvió la sonrisa y sin siquiera saber por qué su pareja había estado sonriendo. Se podría persuadirlos de buena gana para compartir sus pensamientos y que le empiezan a sentir exactamente lo que sienten a medida que escucha a ellos. Sucede entre hermanas, aliados, padres e hijos y las relaciones cercanas. Si su pareja pierde su contrato y se niega a dormir, lo más probable es mantenerse también, tratando de llegar a dejar ir las cosas, a pesar de que se siente igual de malo.

Para empáticos naturales, que ni siquiera es necesario para mantener una relación muy estrecha con usted antes de que pudieran cortar en su espíritu, entender lo que se siente y mostrar compasión. Pueden ir más lejos para mantener dichas relaciones con los animales, las plantas, la tierra y otras cosas que no se puede imaginar. Una serie de investigadores médicos han tratado de mostrar cómo esto puede suceder.

"Su 'neuronas espejo' es hiperactivo," dice Hans Fenwick. La neurona espejo es una neurona en el cerebro que facilita la comunicación con los pensamientos y las ideas de otras personas. Esto hace que sea fácil de reflejar el cerebro interno y la mente de los demás. Ya sabes, como un espejo que le ayuda a ver cosas que no se han visto. empático mayo también los pensamientos de la transmisión a otras personas a sí mismos a través de la reacción electromagnética entre el cerebro y el corazón, especialmente cuando se escucha a esas personas.

A partir de los descubrimientos de Tricia Burke, hay una posibilidad de que tener un exceso de dopamina, que es un neurotransmisor puede también empatía gatillo. Además de las posibilidades de la sinestesia. ¿Qué es eso? la capacidad de su cerebro para par cosas juntas. Es por eso que escuchar música puede revivir algunos recuerdos. Mirando a una imagen, una película o incluso un vestido puede traer algunas escenas en su cabeza, etcétera. Esa característica es muy nítida en el cerebro de un empático, otra de las razones que pueden vincular fácilmente las palabras, la visión que se dedica a su cerebro con lo que más o menos, lo que se ejecuta en la cabeza.

De acuerdo con el famoso Dr. Judith de Carolina del Oeste, también es posible sentir directamente lo que otras personas sienten por contagio emocional. Esta es la razón por otros miembros de su personal pueden entrar en pánico por la oficina después de haber acabado cerrado de golpe uno. Es la misma razón por la que todos los niños en un hospital iban a estallar en gritos en el instante en que oyen el grito de uno.

Son empático desde su nacimiento en la mayoría de los casos, y tienden a entender a todo el mundo con facilidad. Son por lo general tranquila y atento, prestando atención a los detalles que nadie se preocupaba y sorprendiendo a todos diciéndoles cosas que no sabían acerca de ellos mismos.

Por lo general crecen a ser espiritual, y es por eso que pueden sentir la energía de los espíritus alrededor cuando cierran los ojos y se quedó quieta. Probablemente, ellos pueden ver los espíritus también. Si usted es un empático, se le ha gustado y respetado de forma natural por todo el mundo. La gente le gustaría compartir sus dolores y la felicidad con ustedes porque siempre parece entender. Todos tenemos ese amigo que se ve tan tonto como para nosotros, ya que nunca está enojado con nada. Siempre está tranquilo y que se lleva muy bien con todo el mundo. También odia ver las noticias o escuchar cuentos de terror del número de víctimas. En cada oportunidad, evita entrar en contacto con la violencia.

Empáticos se preocupan por otros mucho más de lo que se preocupan por sí mismos y es por eso que se rompen a llorar con bastante facilidad. Se podría decir que son aburridos, pero debe saber que son tan aburridos como la persona que se sienta al lado de ellos. Si se sienta al lado de un empático y que esté satisfecho, es probable feliz también, si tiene alguna energía negativa como la ansiedad, el miedo y así sucesivamente, que uno siente a su lado y que pronto arrancar los de usted.

La mayoría de las personas les resulta difícil ser sus amigos, ya que no quieren quedarse con una persona que parece ver todo como un espejo. Ellos no quieren ser un amigo íntimo de todos modos. No es que no quiere tener un amigo, pero algo en su espíritu prefiere la compañía de los animales, plantas y alguien que entiende profundamente ellos también. Una razón por la que prefieren quedarse en un hermoso jardín y mirar a los lagos que saltar sobre un salón de fiestas con una taza de bebida en la mano.

Estoy empezando a preguntarse en este punto; ¿hace uno de estos sonidos como usted?

# Capítulo 2: Historia de Empáticos

Tal vez se pregunte; ¿Cómo empatía siquiera comenzar? Que fueron los primeros empáticos, ¿cómo viven y cómo hicieron sus genes sobreviven hasta la fecha? ¿Qué tan bien se aceptaron? ¿Era la vida siempre lo mismo con ellos? Empáticos parecen ser cuidado, ¿cómo se las arreglan para sobrevivir y aún existen en este mundo sin corazón? Esas son buenas preguntas. Tenemos que encontrar respuestas a ellos para nosotros comprender el cuadro completo de lo que siempre han sido empáticos. Eran preguntas que solía pensar también, y años de investigación nos han llevado finalmente las respuestas.

En primer lugar, la empatía es una forma de sentimiento humano, al igual que la felicidad, la tristeza, el miedo y la simpatía. Eso significa que ha existido por lo que los seres humanos han estado en la tierra ellos mismos. Hace 25.000, 15.000, ¿6.000 años? Nadie puede decir con seguridad, pero sin duda de acuerdo en que los seres humanos han existido desde hace bastante tiempo.

El esfuerzo de historiadores y campos afines ha demostrado que las personas del pasado se han desarrollado una gran cantidad de cosas que son similares a lo que tenemos hoy. Probablemente han hecho esas cosas de acuerdo a los recursos que tenían, sus costumbres, sus necesidades y así sucesivamente. Ellos hicieron todo a través de las diversas esferas que ahora tenemos hoy en día; Ingeniería, Psicología, Medicina, Artes y prácticamente todos los campos de la investigación. Es por esto que cada uno de estos campos puede rastrear su origen a un pasado lejano.

Por citar algunos ejemplos, voy a recordarle que la mayoría de los medicamentos se producen en el laboratorio hoy en día, pero se ha demostrado científicamente que los medicamentos naturales, alimentos naturales, no procesados y productos funcionan mejor. También sabemos que algunas hierbas y plantas pueden traer una sonrisa a la cara si los comemos más a menudo. Pueden curar, prevenir infecciones y así sucesivamente. ¿Recuerdas a cualquier médico diciendo que? Eso es exactamente lo que los ancianos creían también. Ellos investigaron y encontraron muchas plantas útiles. Descubrieron lo que podría curar o prevenir esas plantas y cómo debe hacerlo. Sin embargo, no creo que saben acerca de las infecciones microbianas que sacuden nuestro mundo.

En la ingeniería y la tecnología, que ha oído hablar de la pirámide en Egipto, las calaveras de cristal que nadie sabía cómo se hicieron. Para mencionar sólo un consejo de todo el misterio. La empatía es un campo de investigación también, aunque no tan amplia como la filosofía, la historia, y otros. Se ha despertado el interés de diversos campos y estudiosos que siguen tratando de explicarlo en detalle. Historiadores, psicólogos, sociólogos, primatólogos, y neurocientíficos están entre los más importantes del juego.

A pesar de que no hay referencias fuertes, creemos que, en algún momento, la empatía debe haber surgido en la historia de estos primeros habitantes de la tierra. La famosa historia de un padre que se volvió loco porque su hijo fue golpeado es mi primer puntero. En esta historia, el niño fue golpeado en el pecho por una flecha venenosa de un ejército invasor que atacó a su clan. El padre gritó con dolores severos y se convirtió en el corazón roto al ver a su único hijo se retuercen en dolores. Después de un rato, el padre se tendió sobre la alfombra, junto a su hijo y cerró sus ojos se cierra.

De una manera que nadie podía explicar, empezó a dibujar el veneno y los dolores de la flecha venenosa de su hijo a sí mismo. Estaba sudando intensamente como lo hizo, y pronto, empezó a sangrar de su corazón. Todo el mundo se quedó en silencio al ver lo que estaba ocurriendo, llorando en silencio. Empezó a cantar las canciones de dolores y de terror. Rindió poemas sobre el sufrimiento y el sacrificio y continuó hasta que sumió en la inconsciencia. En ese mismo tiempo, el niño que se había convertido en la inconsciencia comenzó a moverse, y poco a poco, él ganó la conciencia. Esa era la empatía de una historia muy antigua.

A partir de lo que creemos, un amante debe haber visto a alguien que amaba gemido de dolor. Ella derramó lágrimas mientras observaba a quejarse de una cosa o la otra. Muy pronto, podía sentir los dolores de sí misma y que podía sentir para siempre si él finalmente murió. Ella se sentiría herido, siendo triste e infeliz por el resto de su vida. Ella desearía que había muerto por él, muerto con él o, al menos, compartir algunos de sus dolores con él.

Una gran cantidad de historias famoso informe que, si bien era un amante en el casco A, su amante en el casco B puede sentir que algo no estaba en algún lugar correcto. Tal vez, sería levantarse y hacer, divertirse con sus amigos y bromeando sobre el tiempo cuando ella se sentiría repente un impulso. Ella se daría cuenta de que algo no estaba bien y saltar sobre sus pies, agitado. Pero, ¿dónde y cómo algo está mal podría ser difícil para ella diga. Al final, usted aprenderá que algo devastador que había sucedido a su amante en la otra ciudad, justo en el momento que ella comenzó a sospechar y agitado. Este cuento era común entre las mujeres de los guerreros valientes que dejaron sus hogares para la guerra. Esa es la empatía también.

La historia de las brujas es otro caso popular. Es probable que no sabe que es una costumbre común para arrestar, detener y procesar a las brujas en tiempos prehistóricos. Esa costumbre todavía se mantuvo hasta el siglo 14 en Inglaterra. Por lo general, cualquiera que sea hallado culpable podría ser aprovechada y ahorcado. Puede que esto no suena mal, pero el problema era que no había métodos claros para detectar una bruja. Una vez que alguien emite una alarma que usted es una bruja y te arrestaron, sólo había una pequeña oportunidad de que no será procesado. De esta manera, muchas personas fueron detenidas injustificadamente, perseguida y asesinada.

Una gran cantidad de empáticos eran a menudo víctimas de este problema. Se sentían dolores de otras personas y que podían sentir la fatalidad del aire en la atmósfera. Ellos podrían sumar los hechos que se reunieron a partir de la situación de una persona y deducir fácilmente el siguiente paso sería una persona tomar o qué otra cosa podría suceder a la persona. Esta es la razón por reyes en la corte, y hasta la fecha, los policías generalmente invitan a empáticos rastros ayuda a un criminal o sugerir lo que podría ser el siguiente paso en una investigación.

De hecho, si se reunieron por primera vez y se las arreglaron para contarles un poco sobre ti, podrían decirle al resto de ti mismo. Ellos tienden a saber más sobre una persona de lo que sabe acerca de sí mismo. A menudo evitan una gran reunión de gente también, prefiriendo permanecer entre los animales o las plantas.

Fuera de brillantez, que eran a menudo razón en lo que dicen y la gente pensaba que tenían algunos poderes extraños. La gente odiaba que lo que dijeron menudo aconteció y temía que pudieran hacer algo más que simples predicciones, tal vez podrían causar daño a otras personas o lanzar hechizos en ellos. Por lo tanto, se etiquetan ellos brujas. A menudo fueron detenidos, juzgados y ahorcados, y así fue como la mayoría de los empáticos en tiempos prehistóricos fueron en vano. Muchos decididos cerrar la boca y ocultar lo que sienten, pero que terminan dándose distancia y caer en el pozo de la muerte de costumbre.

La historia no fue mejor en los días de la comunidad Espartana. Eran personas muy fuertes que amaban nada mejor que la guerra. Dieron todas las formas de entrenamiento de guerra a sus hijos desde una edad temprana, y que a menudo capturan una gran cantidad de esclavos.

¿Algunas veces, dieron a luz a niños físicamente débiles que no podían soportar todo el entrenamiento militar de la vida temprana, y qué sucede? Matan tales propios niños. Es lo mismo que cuando dan a luz a niños que parecen ser débiles emocionalmente. Estos niños lloraban cuando se le preguntó a supervisar un grupo de esclavos que trabajaban en una granja. Ellos iban a estallar sus pulmones y gritar de terror, que ven cómo los esclavos impotentes trabajando para realizar su trabajo. Los espartanos de más edad consideran que una gran debilidad, y lo hicieron una ley que cualquier niño que se sentía la emoción de los funcionarios y mostró que sería golpeado con un palo de la muerte.

A pesar de estos problemas históricos, empáticos están todavía vivos, caminar por todas partes en la tierra como las demás personas. Tal vez se pregunte cómo lograron sobrevivir todo el tiempo. Fueron odiados del pasado, a menudo murió y criminalizada, pero aún permitir que todos en la tierra. Usted debe tratar de no ser sorprendidos. Ellos seguramente existirán como otros seres humanos para siempre. Esto no se debe a empáticos se pueden hacer con ablandar el corazón y el entrenamiento, es algo más grande. Usted puede entrenarse para convertirse en un empático si realmente el deseo de ser uno. Pero la esencia real es que empáticos no se hacen en la mayoría de los casos, que nacen como empáticos.

Ellos no deciden ser empático sí mismos. Ellos sólo crecen a encontrarse profundamente preocupado por otras personas. Se pasan todo su tiempo y energía en otras personas y compartir los dolores físicos, mentales, así como la emocional y la lucha de las personas que los rodean. Si usted tiene un torno empático o usted es uno mismo, se dará cuenta de su amor excesivo para otras personas. No está claro si cada una de las muchas comunidades en el pasado dio un nombre a empáticos. Sin embargo, los llamamos "empáticos" Hoy en día, por supuesto.

En la historia, sabemos que muchos fueron llamados brujas en Europa, China y América. Pero eso no es ni siquiera un nombre peculiar para empáticos. Algunas otras personas que no eran empáticos también fueron llamados brujas. En particular, las mujeres cuyos hijos o maridos a menudo mueren. Por supuesto, esas mujeres no mataron a sus seres queridos, las muertes se debieron a complicaciones de salud, tales como el tipo de sangre, infecciones crónicas, infecciones de la sangre y así sucesivamente. Por lo general eran inocentes del crimen fueron acusados de, pero ellos fueron ejecutados todos modos. Empáticos menudos compartidos el dolor de la gente así también, y que a menudo no tenía forma de ayuda.

Si alguna comunidad en tiempos pasados se da cuenta de que algunas personas nacen con la capacidad de leer la mente de los demás era una pregunta difícil. Nadie puede responder a ciencia cierta. Pero si se dan cuenta, que debe haber les dio un nombre que sigue siendo un misterio también. Pero si no lo hubieran hecho entonces, que de hecho no se conoce a nadie hasta el siglo 18. De hecho, la palabra 'empatía' fue acuñado por Edward Titchener alrededor de entonces, y fue acuñado de la palabra alemana Einfühlung.

La primera investigación sobre la naturaleza de los empáticos comenzó con alemanes (Willhiem Wundt, Rudolf Harman, Fredrich Theodor, y así sucesivamente). Se pone más amplio con ingleses, estadounidenses, suizos y unos italianos. En palabras de Carl Jung, uno de los primeros psicólogos para proporcionar informes completos sobre el tema: "Las emociones son contagiosas. Ahora entendemos de nuestros años de investigación que es absolutamente posible inconscientemente imitan la emoción de otra persona hasta el punto de sentir exactamente lo que sienten".

Posteriormente, los neurocientíficos han hecho un descubrimiento revelador. Hay una neurona conocida como la 'neuronas espejo'. Esta neurona permite ver e imaginar cosas que suceden en el cerebro y la mente de otra persona. Cada ser humano tiene, pero funciona mejor en algunos de nosotros que los demás. ¿Recuerdas que te dije que en el último capítulo?

En caso de que no saber que lo tienes, es lo que hace que sea posible para que usted mire en todo el mundo alrededor derecha desde cuando era 7 meses o más. A continuación, se empieza a estudiar y esforzarse para reflejar su idioma. Ves a alguien sonriendo a usted y usted mira fijamente ellos muy duro, tratando de comprender lo que se estaban comunicando. Más tarde, a entender lo que estaban haciendo y que le brillar la espalda boca sin dientes a todo el que te sonreía. Su neurona espejo le ayuda a imitar la forma en la gente camina demasiado, y es exactamente por qué un bebé lloraba cuando se piensa que todos alrededor de ella está llorando. ¿Está conectando los puntos? Apuesto que lo eres.

Estudio de los niños a su alrededor. Usted se dará cuenta de que a medida que crecen, algunos de ellos se relacionan mejor con sus padres. Caminan prácticamente en todas partes con ellos. Cuando sus padres están molestos, tratan de conseguir enojado también, y cuando ven que sus padres sonriendo o pidiéndoles que sonreír, lo hacen. Esa es la raíz de la empatía. Si este comportamiento continúa su edad adulta, se convertirán con impotencia sumergida en sentimientos de otras personas y no pueden hacer nada al respecto.

Para otros, sus neuronas espejo no crecieron a ser tan activa, ya que no comparten los sentimientos de su familia a la edad adulta. Es probable que crecieron rebelde o como sucede a menudo, la familia no creció lo suficientemente feliz para mantener ese comportamiento hacia arriba.

Estos tipos de personas se sienten simpatía en diferentes niveles, no empatía, y para la clase impar (apatía, psicopatía et al); sus neuronas espejo apenas se desarrolló después de la infancia. Imitaban a otras personas a medida que crecían, pero era siempre por la supervivencia. Ellos fueron criados en un ambiente aterrador donde la muerte y el peligro eran siempre alrededor. Todos, incluyendo a sus padres o tutores, era extremadamente duras en ellos y siempre tenían miedo. A su juicio, la supervivencia fue, naturalmente, difícil y en forma de sus mentes.

¿No me manifesté algo sobre el tipo de niño que podría estar criando? Es necesario pensar en eso, vamos a continuar.

# Capítulo 3: Tipos generales de un empático

Si me preguntas, hay diferentes maneras en que puede ser un empático. Nosotros les llamamos los tipos de empatía, y hay un montón de ellos. Algunas personas piensan que es sólo 3, algunos dicen 5, 11 y así sucesivamente. La lista es interminable. Depende de a quién le pregunte y cuánto sabe su fuente. Hay mil y diez maneras de describir nada, empáticos, ambos inclusive. Sin embargo, hay ciertas formas que parecen comunes y aceptado entre los expertos de hoy en día y exploradores. Recuerdo que le advertí que tiene que renunciar a muchas de las cosas que ha aprendido, porque la mayoría no son exactamente correcto. Es por eso que usted no debe sentirse sorprendido de ver que se enumeran aquí algunos tipos de empático y que nunca han llegado a través de ellos. Seguramente encontrará alguna que haya leído en alguna parte también.

Para empezar, me alegra informarle; Voy a aclarar los cuentos que han oído también. Ese cuento de que un empático debe escuchar los animales, sentir el sonido de las plantas, hacer esto y lo otro y tantas cosas que te hacían inseguro si usted es un empático o no. Algunos incluso suponer que, si no se puede realizar todas las habilidades de un empático, usted no es uno. Eso no es correcto, ya que, es posible que usted es un empático con más de cinco mil monedas, o sólo algunos. Sólo hay que comprobar los siguientes tipos y ver a donde perteneces. Si no lo hace pertenecer a cualquiera de estos tipos, es probable que no es un empático, sin embargo, puede que tenga que dejar que la naturaleza siga su curso.

Ahora, para asegurarse de que no se pierda nada, voy a clasificar los tipos de empáticos en dos. Ellos no son contradictorios; no son más que diferentes formas de ver el mismo problema. ¡Aquí vamos!

### Tipos de Empáticos
### 1

a. **La empatía cognitiva**: La empatía cognitiva es acerca de su capacidad de pensar. No sólo pensar, calcular. Mirar a una persona e imaginar lo que están pensando. Trate de entender lo que cada uno de sus gestos está diciendo acerca de ellos. Si usted es un empático cognitivo sonido, que puede mirar fácilmente a una persona que da una charla y decidir si la persona estaba siendo honesto o no. Puede oler la arrogancia, el orgullo, la honestidad de lo que digan simplemente mirando a ellos.

Los narcisistas son realmente buenos en esto, y es una razón algunos expertos todavía insisten en que los narcisistas son una especie de Empáticos también.

Muchas veces, es muy difícil de leer el pensamiento de una persona, ya que pueden ocultar deliberadamente todas las características que podrían hacer que la gente lee su mente, ellos dicen algo y perfectamente fingir como si fuera su verdadera creencia, pero por supuesto, no lo era. Usted no lo entendería personas les gusta esto mirando fijamente en ellos, es necesario dedicar más tiempo a escuchar y tratar de entender en lugar de tratar de averiguar si es verdadero o falso. Esa es una forma de aumentar su empatía cognitiva. Tratar con primeros tus amigos, extraños entonces.

b. **La empatía emocional**: Este es el siguiente más importante. En realidad, mucha gente piensa que es el único tipo que existe, pero como ves, es sólo uno en la lista. Entonces, ¿qué es lo que tiene? Se refiere a la capacidad de sentir emociones de otras personas. Mientras que la empatía cognitiva se centra en la capacidad de penetrar, ver y compartir los pensamientos de una persona, la empatía emocional tiene que ver con sentir lo que siente la persona.

Por ejemplo, Christie, un empático nos explicó en una entrevista que ella asistió a la ceremonia de convocatoria de sus hijos en la escuela. "Si bien en un asiento, vi a un estudiante llegar al podio, que iba a dar una charla sobre 'amistad', que había memorizado la charla por lo que no tuvo problemas para recitarlo. Pero pensó exactamente lo contrario de lo que dice. No tenía amigos y odiaba amistad, sino porque fue seleccionado, subió a bordo y habló sobre lo valioso que son amigos. Puedo decir lo que piensa al escuchar y observándolo atentamente, pude compartir sus pensamientos como un empático cognitiva"

Si yo era un empático emocional, sería más fácil de leer sus sentimientos. Puedo decir si estaba ansioso, feliz, preocupado, seguro o sin interés, sin hablar una palabra con él.

c. **compasivo empáticos**: Los estadounidenses les gusta que se les llame a los Heyoke nativos americanos empáticos, ya que parecen saberlo todo. Que es el más complicado de los tres tipos de empáticos discutidos en esta sección. Ellos sienten o piensan lo que su objetivo está experimentando, y se aseguran de que hagan algo al respecto.

Si nota que el niño que se acercó al podio no era seguro, que le caminar hasta él y animar a él una vez que se baja. Esa es la especialidad de empáticos compasivo; que incluyen la acción. En otro caso, se debe saber lo que su amigo estaba pensando después de que acababa de perder su trabajo como empático cognitiva, que se sabe cómo se sentía y compartir sus sentimientos como empático emocional y como empático compasivo, ¿se puede recordar haber visto un problema de la gente y al mismo tiempo a la excavación manos y las piernas en ella?

Está bien tener uno, y los tres pueden trabajar juntos en ti. Algunas otras personas pueden sentir estas cosas, ya que se solidarizan con sus amigos, sino como un empático, me puede decir lo que mi amigo piensa con mayor precisión, y pueden proporcionar las mejores soluciones.

## Tipos de Empáticos
## 2

a. **Clarividentes empáticos**: Mi conjetura; alguien ha mencionado esto en los oídos antes. Es un tipo muy popular de Empata. Se refiere a las personas que tienen una habilidad especial; saber. Si usted es un empático clarividente, se puede decir cuando algo no está bien. Usted puede saltar repentinamente de su silla en un tribunal de justicia y gritas a un testigo que da cuenta: 'eres un mentiroso!'. Por supuesto, todos los ojos de la corte se convertirían en usted, y el juez podría tener la tentación de preguntarle cómo llegó a conocer, si no estaba lo suficientemente furioso que le envíe en unas vacaciones en la cárcel.

Bueno, si el juez le enfrentó y le preguntó "y ¿Cómo supiste que estaba mintiendo? es posible que aún bolsa de vacaciones a una prisión. ¡Usted acaba frustrado un procedimiento judicial, pero que estaban en lo cierto! Usted sabía la verdad, pero ¿cómo? No se puede saber. Aparte de mentiras, se puede decir que es correcto, lo que es correcto o no lo es y quién no lo es. Se puede decir cuando alguien está ocultando algo o no está siendo demasiado real. Es un gran regalo, pero que se puede aterrizar en cárceles por tener ninguna prueba. De la misma forma en que fue fatal para las personas en los viejos tiempos.

b. **Los empáticos físicamente receptivo**: Otro nombre para empáticos como esta es la intuición psíquica empático. Un empático físicamente receptiva media es un soñador. Si yo era uno, me paro frente a ti y sueño con sus características físicas. Yo soñaba con su fuerza, debilidad, dolores alturas, y así sucesivamente.

Es una habilidad que combina la empatía cognitiva, emocional y compasivo. ¿Suena simple y directo, no es cierto? Derecho, lo es. si usted es un empático que tiene este poder, que tendría que utilizar cada vez que se desea curar a alguien de sus dolores inmediatos. Lo que hay que hacer es penetrar en el espíritu de su blanco y posee sus características físicas. ¿Recuerdas el hombre del que te hablé? La gran empático que murió y salvó a su hijo de una flecha venenosa. Funciona de manera similar, empáticos comparten los dolores de quienquiera que están tratando de curar, y en el proceso de curación de su objetivo, todo se seca su propia energía como el objetivo de mejorar. Ellos van a estar bien después de un corto periodo de tiempo. Empáticos que tienen esta habilidad no son tan comunes en la ciudad en estos días.

c.  **flora empáticos**: Algunos empáticos tienen una habilidad especial para hacer frente a las plantas. Ellos entienden la energía de las plantas y que sepan cuánto cada una de las plantas puede hacer. Si escucha que un presunto empático le gusta quedarse solo en un jardín, no debe ser sorprendido. Ella es probablemente una empática flora y ella está haciendo intentos de comprender el poder de esa planta. Flora empáticos son bastante comunes. También es posible que cada empático tiene un poco de este poder, a pesar de que parecen apreciar las plantas más que los otros.

Si usted es una flora completos empático, tendrá la capacidad de escuchar a los remolinos de los árboles y hacer significados de ella. Se puede decir que las plantas que traen buena suerte y éxito de los que uno nunca debe tocar. Cuando su primo se pone un poco de flor y decide colocarlo en algún lugar en la sala 'oye, ¡sacar eso!' usted gritar, porque sus instintos informan de que hay algo malo en la planta. En otro caso, 'oye, que da a mí' que le persuadir y mantener esa flor en un lugar especial en la casa. Un altar especial que el alcohol de la planta le pide que mantenga al penetrar en sus propios instintos.

Ahora se ve que como empático, no sólo penetran y compartir el espíritu humano, a entender las plantas y los animales.

d.  **fauna empáticos**: Hablar de empáticos que entienden los animales, y hay una empática fauna. Este tipo de empáticos eran los más populares en los tiempos prehistóricos, y que por eso la gente asumió que tenían algún poder extraterrestre. ¿Cuál es su especialidad? Ellos entienden animales tanto como a entender los seres humanos. Pueden leer la mente de un animal, se puede escuchar a un animal y decirle exactamente lo que un animal está maquinando.

En la mayoría de los casos, un empático la fauna puede decir si un animal, especialmente un animal doméstico está siendo poseído por algunos espíritus o no. No sólo oír los animales y entender lo que están diciendo, pero pueden también interactuar con todos los animales.

La más sorprendente cosa sobre la fauna de energía es que es la potencia más por descubrir en la actualidad. A veces, algunos animales se te quedan mirando y comunicarse. Sin hacer ruido, se cree que puede oír lo que estaban tratando de decir demasiado, pero sería desprenderse de ella mientras trataba de enfoque en la que había que sacarlos de su pelo o lo hermosa que se veía. Usted no se dio cuenta de que lo que pensó que era escuchado parte de la realidad.

Observe usted mismo, si usted está comenzando a controlar al perro en la casa en silencio. Si usted nota que, sin hablar una palabra, se puede controlar un gato o decirle lo que está pensando y que parece responder, entonces estoy más probable es que hablando de ti. Usted tiene una habilidad que puede desarrollarse mediante su puesta en servicio en todo momento.

e. **medianas empáticas**: El medio es el Empata empático espiritual. Se puede escuchar a los espíritus cuando entran a la casa. Se puede ver espíritus patrullando la cocina o sentado donde papá estaba a punto de sentarse. Medianas Empáticos por lo general tienen una vida dura. Nadie los toma en serio y la gente prefiere pensar que están volviendo locos.

Si usted tiene que poder, es probable que tenga el mundo en sus manos. Espíritus entender todo lo que sucede en el planeta tierra, y que le puede ayudar a que cada vez que lo necesite, siempre y cuando usted está en buenas relaciones con ellos. Hay que señalar, sin embargo, ser un empático medio viene con sus problemas. Usted puede sentarse en la sala de estar cuando un espíritu entra. Se encuentra justo enfrente de usted, mirando hacia a ti y te dice lo que pasó en el otro mundo. Su madre desprevenida podría entrar en la sala de estar en este momento y el deseo de sentarse en la exacta por puntos a su visitante espíritu estaba sentado. Se podría intentar su mejor para advertirle. '¡No mamá! Hay alguien en esa silla, ¡utilice el otro extremo o lleve a la siguiente!' cuando ella miró a su alrededor y encontrar a nadie, ella se te queda mirando con curiosidad, preguntándose qué diablos estabas hablando.

f. **Los empáticos Telepáticas**: Empáticos Telepáticas son los empáticos tradicionales. El tipo más fácil de empático que viene a la mente de nadie cuando se menciona empáticos. Son del tipo que puede sentarse en frente de usted, y escuche mientras mira a los ojos y le dice exactamente lo que está pensando. Pueden tomar nota de sus gestos, sus palabras no dichas y sus reacciones para determinar con precisión lo que está pensando.

Ellos son el tipo llamé empático cognitiva hace poco tiempo. En los tiempos modernos, que no tienen ni siquiera para sentarse a su alrededor. Pueden leer sus libros, su autobiografía y una verdadera pieza de información escrita sobre usted. Con ese pequeño pedazo, con talento empáticos telepáticas pueden pensar y decir al siguiente paso que está planeando tomar. Esta es la razón por la policía moderna como para invitar a empáticos telepáticas al investigar casos criminales difíciles. Una vez que este tipo de empático leer los datos disponibles, en un penal, se puede cerrar sus ojos e ir a la inconsciencia. Tratando todo lo posible para conectar con la mente y el pensamiento de dicho penal.
Más a menudo que no, tienen éxito.

g. **Los empáticos geomántica**: Cualquier empático con capacidad de geomántica puede interpretar los signos de la tierra. Parece que tienen oídos que escuchan para la naturaleza y los fenómenos naturales. Todo lo que hay que hacer es ver y escuchar, que sería leer con precisión la señal de cada circunstancia natural fue trayendo o predecir. mañana sol intenso? ¿Buen tiempo por delante acogedora? ¿Una lluvia zanjas día? ¿Es el viento que da una advertencia justa? Pueden oír e interpretar también.

Si el mundo tenía suficiente de ellos, probablemente no deberíamos considerar la astrología. Ellos lo saben ya. Se puede predecir si un terremoto, infierno o algún desastre natural de cualquier tipo es que pasaran. Pero muchas razones podrían complicar la existencia de geománticos empáticos.

En primer lugar, muchos de ellos ni siquiera saben que tienen el talento empático geomántica, y esto significa que nunca se sentirá preparado para la tarea. '¿Por qué habría de hacer eso?' cada uno preguntaría a sí mismos. En algunas otras ocasiones, algunos causalmente cuentan de que tienen el talento, ¡pero que se vería como una broma a ellos 'Oye! Apostar su botella, el cielo será azul a través de toda la mañana, ¡hay sol!' iban a apostar y como era de esperar, ganar. Pero eso es todo lo que hacen con ella. En lugar de apostar lejos su talento, podrían emplearla en un uso más grande, más productivo. Pero ni siquiera saben que hay un talento.

h. **psicométricas empáticos** psicométricas: empáticos son los físicos de sonido. Quién sabe, los padres fundadores de la física y psicométrica eran empáticos. Fue un chiste. Pero empáticos psicométricas son personas sólidas, capaces de ver nada en algo. Pueden sentir la información a partir de piezas de objetos no vivos y pueden sentir el espíritu de tales objetos también.

No se sorprenda cuando su niño se precipita de repente en su habitación, alegando que el peluche en la habitación le queda mirando, o la jarra de agua amenaza con castigarlo. Los niños pueden ser impredecibles, pero tienen la tendencia a ver y sentir estas cosas más que un adulto. Si el niño corre a ti cada vez que informan a un objeto en la sala de estar o la estatua gigante en el pasillo, su hijo es probablemente un empático psicométrica. Se los puede ver y puede escuchar a ellos, y él está amenazado porque él es demasiado joven para construir confianza en sí mismo, la única entidad que lo haría caminar entre todos ellos sin miedo.

Una vez que usted nota que se puede leer objetos no vivos, se puede decir cuando una cuchara está a punto de ruptura, un sistema electrónico está a punto de desarrollar problemas o su pantalón está planeando lágrima, usted tiene una habilidad que realmente debería perfeccionar.

i. **Los empáticos inteligentes**: Empáticos inteligentes se encuentran en el sistema académico. Son un grupo de personas que no pueden explicar cómo lo hacen, pero están lejos inteligente más allá de su edad. No pasan un largo periodo de lectura de este tipo, y recuerdan todo lo que escanean con sus ojos, mucho más que los que lo leyeron con toda atención. Ellos superan a cualquier otra persona en su campo también.

¿Es que empieza a sonar como usted? No se acerque demasiado excitado. Hay otra parte es necesario examinar. Inteligencia Empáticos puede leer la jerga. Cuando se encuentran con algunas palabras que sin duda no han visto en cualquier lugar, pueden leer y proporcionar respuestas precisas a estas palabras. ¿No parece que todavía estoy hablando de ti? Aquí, usted tiene mi sombrero si es un sí. Si usted tiene un 'no', por favor, devuelva el sombrero.

j.  **premonitorios empáticos**: Premonitorios es el tipo más común de empáticos que todo el mundo por lo general lo que se refiere como "cualquier otra persona. Sin embargo, ellos son reconocidos por su capacidad predictiva. No son videntes o adivinos, y nadie piensa que sus instintos son especialmente potentes. Sus instintos de repente pueden despertar un espíritu en ellos, dándoles una señal de que algo está a punto de suceder. ¿Recuerdas que una vez que se menciona un amante que vivió en la ciudad B, mientras que su marido estaba en la ciudad A. Estaba a gusto con las otras personas, hasta que de repente se sintió un impulso. Ella sabía que algo iba a pasar, pero ¿dónde, cuándo y qué no eran las preguntas que pudiera responder. Una persona que tiene esas habilidades es sin duda, un empático precognitiva.

En informes populares, empáticos premonitorios saben lo que está a punto de suceder. Ellos saben dónde y cuándo también, pero por lo general no tienen poder para detener la ocurrencia. Por ejemplo, un niño que soñó que su padre se fue para el trabajo y recibió un disparo en el camino. un tal niño entiende lo que era exactamente a punto de suceder, pero casi no hay un padre en el mundo que llevaría los sueños de un niño pequeño grave. 'Es sólo una dulzura sueño' Su padre diría a su con un abrazo, y que iba a expulsar a morir en las balas lloviendo de las mafias de la calle. A veces, un empático como esto se convertiría en sobreexcitado por razones válidas. Ella puede llegar a ser de repente ansioso, agitado, inquieto o latidos de su corazón se duplicaría su ritmo. A veces, uno de repente sentir curiosidad y fruncir el ceño de su cara. Lo que viene a la mente era donde estaba el problema.

Por ejemplo, si su emoción cambia de repente y los pensamientos de tu mejor amigo llenó la cabeza, le llame de inmediato. él todo lo que se pueda imaginar y asegúrese de que lo mantenga en contacto contar.

Desde las últimas pocas páginas, le he demostrado que un empático tiene una gran cantidad de poderes, y que son probablemente uno. No es necesario ser uno, pero si usted está leyendo este libro, que sin duda han visto algunos signos y están ansiosos por saber más. Ahora, usted sabe más, y usted puede juzgar si usted o uno de sus amigos es uno o no.

# Capítulo 4: ¿Cómo saber si usted es un empático

¿Ha leído mis últimos capítulos? Entonces sería conseguir la indirecta ya. Hay indicios claros de que usted se dará cuenta de que nadie o usted mismo si usted es un empático. Hay una gran cantidad de ellos también, y me han hecho referencias a algunos mientras habla con usted en las últimas páginas. Pero tengo que explicar cada una de ellas a cabo para dar énfasis y claridad.

Recuerde que lo dije, estoy a punto de decirle 20 signos diferentes. Si has encontrado sólo uno o hasta seis, es muy probable que no empático. Usted sólo es emocional, tal vez muy simpático. Pero si se encuentra más, digamos siete a quince, es indiscutible que el hecho, que se encuentran entre la vida y empáticos con talento que puede salvar el mundo; divertirse mientras que la caza por sí mismo:

a. **Usted es el hombre extraño**: El signo más fácil de ser un empático es que usted es el tipo raro. Usted es el único que lo hace el más extraño de todo el mundo. En casa, en la escuela, en el trabajo, en todas partes. Usted es sólo la chica que no haría lo que cualquier otra persona está haciendo. Amigos están colgando hacia fuera esta noche, no usted. Todo el mundo estaba hablando de la película que vieron y que el famoso artista, no es asunto de su negocio. Todo el mundo piensa que el parlamento está conduciendo el país loco; lo que sea. Es posible que desee revisar la lista siguiente, usted es, posiblemente, el tipo con el que estoy hablando.

b. **Odias el público** Eso es igual que la primera cosa que hablamos allí. No se trata de ser un introvertido, extrovertido o cualquier tipo de ver, odias el público y no hay dos vías para decirlo. A la menor oportunidad, se encuentra fuera del comedor, y directamente a su rincón silencioso, autogestión en la habitación. Derecho, cuando suena el timbre, que están fuera del público espigando ojos y charlas curiosos en la oficina, en la calle y directamente a su casa, no hay cenas, no hay lugares de reunión, ninguna conversación adicional con nadie, sólo quiero estar en casa. Si ése es usted, usted es mi potencial empático.

c. **Usted está en el saber acerca de cosas extrañas**: De alguna manera incómoda que no conoce a sí mismo, que siempre sabe cuándo algo no está bien. Usted puede mirar a una persona que da un discurso y niega con la cabeza, 'algo no está bien acerca de esta'. La mayoría, si no todo el tiempo, resulta que tienen razón. Usted es el único que no sonreír cuando la madre volvió con un coche nuevo. ¿Por qué? ¿qué sucede contigo? Todo el mundo le pregunte, pero no conocerse a sí mismo, y que desea decirle a conseguir que de nuevo coche para el vendedor. Pero esto no tiene ningún sentido y no encontrar las palabras para decirle a nadie. Se atreve a decirle a su hermana y ella piensa que estás loco, que no tiene una opción, que darse por vencido. Unas semanas más tarde, la madre se estrelló en ese coche. Siempre has tenido el instinto cuando algo no está bien. ¿No lo es? ¿Suena como usted?

d. **Usted puede leer un corazón como un libro**: Esta es la parte más loca de su habilidad. Puede estar delante de alguien y ver a través de su cabeza. Usted sabe exactamente lo que están pensando y parece que se puede leer sus pensamientos. Usted es un detector de mentiras natural. Que acaba de dar que astuta sonrisa y juega a lo largo de cuando alguien dice mentiras. No viste ellos o cogerlos in fraganti, pero se cree firmemente que es toda una falacia. A pesar de que siempre fue muy atento y nunca se ha tirado del espectáculo fuera para ellos. Al final, te das cuenta de que estaban equivocados y que su instinto era bien otra vez. Cuando alguien no está diciendo toda la verdad, sólo es necesario prestar atención a sus palabras y pensamientos y se podía extraer la verdad de ellos.

e. **Usted es el hacker emocional**: Esto es algo que intenta enmascarar cada vez. Se da cuenta de que su corazón se rompe con facilidad y no desea que nadie piense que son suaves. Pero en el instante en que escuchas a una anciana moribunda que le dice sus historias, o el niño indefenso que le dice acerca de su familia, que se rompería en llanto impotente de emoción. Sintiendo los dolores exactos esa gente está pasando y deseando poder sacarlos ese segundo. Es exactamente lo que sucede cuando se mira películas. Se puede sentir el dolor de los actores y te encuentras llorando delante de la televisión. En realidad, es por eso prefiere salir cuando todo el mundo se sienta en el televisor. Es un fuerte indicador de que usted es un empático, especialmente si se olvida de todo lo demás sobre ti y te convirtió en abrumado por los sentimientos de la persona a la que acaban de escuchar.

f. **Estás todo el mundo de ir a**: A pesar del hecho de que se trate de evitar todos en cada oportunidad que tenga. Usted sigue siendo cada uno de ir a. Todo el mundo piensa que eres agradable, tranquilo y de haber escuchado los oídos, por lo que siempre estarían en su puerta. Han llegado a decir que lo hizo su novio, lo que ocurrió en el trabajo y por qué estaban en suspensión. Han llegado a escuchar su consejo. Ellos quieren su motivación y creen que son simplemente la chica que entiende y nunca ve nada malo en ellos. Incluso los extraños que se acaba de utilizar su mesa en su restaurante, o un paseo a tu lado en un autobús grande. Si esta indicación se hace más fuerte con usted, usted es probablemente un empático porque las personas que vienen a usted sólo porque se puede leer su mente y entender, entonces usted tiene las palabras adecuadas y el espíritu de curarlos. Eso realmente suena como un empático.

g.  **Usted es muy apasionado acerca de los humanos**: ¿Por qué un líder corrupto? ¿Por qué no todos los líderes sentar su vida por sus seguidores? Nunca se puede encontrar las respuestas a estas preguntas porque el liderazgo es un gran problema para usted. Prefiere morir que no pone el interés de sus seguidores en el fondo si se les da una oportunidad. Que odiaba la idea de hacer daño a sus seguidores y maquinas acerca de cómo debe ser el liderazgo con todo incluido y todo el derecho debe ser respetado. Por supuesto, siempre se siente incómodo e inseguro acerca de participar en las elecciones, votación, campaña o impugnación, lo sueñas, no obstante. ¿Estoy hablando de ti?

h.  **Usted puede escoger la enfermedad como un flash** Ya sabes, la mayoría de los médicos y expertos médicos creen que la transmisión de enfermedades es por lo general debido a algunos factores que nadie puede decir con seguridad. Eso no es un problema. Sin embargo, un hecho que reaparece es que la gente como empáticos tienen el poder de compartir o transferir la enfermedad también.

Si usted tiene ese tipo de poder, que le visite un amigo un día, encontrarla en una cama de enfermo y cerrar los ojos a su lado, serán todos de su enfermedad visible para sí mismo y compartir igualmente que la enfermedad. de que algo la mayoría de la gente nunca querrían hacer, incluso si tienen el poder, pero empáticos gusta hacerlo. En un abrir y cerrar de ojos, la piel comenzará a vapor, la transferencia de la enfermedad está sucediendo.

Su caso puede no ser exactamente así, pero si usted cuenta de que tiene el poder de controlar la enfermedad física de las personas (especialmente los casos como el resfriado, catarro, dolores en el cuerpo, y las infecciones de los ojos) y compartir algunos de ellos a ti mismo, es posible necesidad de sus habilidades, pero que son los empático que estamos hablando.

i. **Espalda baja y Digestivo Problemas**: ¿Sabe usted que hay una parte del cuerpo humano que almacena la emoción? Se llama chacra del plexo solar y lo encontrará en el centro de su abdomen. Usted comenzará a sentir algunos dolores inexplicables de esa parte del momento en que está a punto de asumir la emoción de otra persona. De vez en cuando, se sentiría éxito en este lugar por algo pesado y duro, y va a ir de rodillas, agarrándose el estómago en sus manos. Esto no sucede todo el tiempo, pero usted será capaz de decir cuando sucede; lo que sientes es que su estómago está más allá de lo que los médicos podían esperar a sanar. Es posible que haya quejado a un médico, pero que iban a encontrar nada malo en ti, alternativamente, que se quedan con sólo tienen sugerencias que no le cambian un poco. Para un empático que pueden imitar y sentir la emoción de los demás, el trastorno de estómago,

j. Usted tiene un buen ojo para los perdedores: ahora esto es algo que podría parecer mucho a ti. Como un empático, que le gire el canal de televisión a un juego de boxeo y prestar la máxima atención. se siente cada golpe en la cabeza y que esquivar con cada ola de golpes del boxeador. Por supuesto, usted está esquivando y golpear el suyo en su plantón. Pero la parte notable es que se sentiría lástima. Usted se sentiría lástima por el perdedor. Usted no se siente que él debe ganar o no, que se preocupa sólo de él. En lugar de cuota de las transparentes victoriosas del ganador, que son el tipo de persona que pensar en el ego, los dolores y la humillación del perdedor. Que lo haría incluso si usted era un gran fan del ganador. El boxeo es un ejemplo, que va a hacer lo mismo cuando se anunciaron los resultados de las elecciones, cuando un partido de fútbol se jugó y así sucesivamente. Esto suena muy parecido a mí en realidad, que necesita para verme ver baloncesto. Pero no es suficiente para decir que soy un empático.

k. **Usted está siempre en la carrera**: ¿Cómo es que sólo estoy mencionando esto? No importa de todos modos. El punto es que usted está siempre en el funcionamiento de todo. Es algo a tener una fobia a la multitud, y otra es siempre quieren volver a empezar. usted tiene que también. usted siempre desea que usted podría cerrar los ojos y cada dolor se iría. Usted desea que usted no quiso escuchar a los dolores y los dolores de la gente más. Intenta emborracharse e irresponsable sólo para ahogar las penas de otras personas que siguen sonando en su cabeza. Pero nada parecía funcionar. A pesar de ello escuchar mañana. A pesar de ello compartir dolores y ofrecer ayuda sin pensarlo dos veces mañana. No hay duda acerca de esto también, si se trata de usted, usted es un empático.

l. **Cansancio**: Por razones que no se puede explicar, se podía sentir ahogar fácilmente también. Usted no se siente la vibra y el rigor que cualquier otra persona siente, que eres su tranquila, cansado auto. Se podría sentirse débil después de tomar en las características físicas o emocionales de otras personas y la parte desalentador es que nada puede curar usted. Las drogas, sueño, segmentos de comedia, nada se cura y que pasa todos los días.

m. **Creatividad**: Sí, esa es la palabra. Debido a que son a menudo tranquila y tratando de dar soluciones a todo, a su vez a ser creativos. En la solución de problemas en el hogar y en el trabajo, a todos les gusta escuchar lo que tiene que decir, siempre están deslumbrados por su forma de resolver los problemas. Eso no es todo, puede componer bellas canciones y es por lo general acerca de la vida. sobre los amigos, las personas y la naturaleza. Usted es bastante bueno en la escritura y tiene por cantar y dibujar. La mayoría de los empáticos no les gusta actuar.

n. **Usted quiere que su mundo**: No siempre son excitados por la perspectiva de vivir una gran vida en la opulencia y el control de las personas. No se siente activa cuando alguien habla de vivir una gran vida de los coches caros y casas de fantasía. Todo lo que quiere es su propio mundo. Quieres caminar en su jardín en silencio, a solas. Usted quiere mirar a los peces de colores durante horas y sonrisa en el verano de floración. Le gusta estar en su propia habitación, por sí mismo, hacer lo que le parezca conveniente. Incluso sin salir de su habitación, que está seguro de que tiene suficiente para hacer todo el día y la noche.

o. **Usted es una planta doméstica a sí mismo**: Como un empático, es probable que comparta esta fantasía imaginaria para las plantas que usted podría pasar por uno. Siempre estás en el jardín, mirando a ellos y escuchar sus olas silenciosas en el clima frío. Cuando impulsado por su energía, puede empezar a imaginar las plantas de habla a usted también. A menudo parece que se oye cada palabra pasa y se puede entender. Usted puede sentir la energía de una flor, se puede escuchar sus llamadas angelicales y usted sabe dónde sería más feliz en la casa. Usted cree firmemente que las plantas se pueden oír, por lo que pasan el tiempo hablando con ellos mientras camina por cada uno de ellos, y se piensa que pueden hablar de nuevo. Esta es una habilidad difícil. Porque si realmente no escucha esas plantas, que podría ser un signo de alguna enfermedad mental o psicológico. Si se la oye, la gente todavía asumirá que va de todos modos loco.

p. **Usted es un monstruo mascota**; Esto es junto a la función anterior. Se le gustan los animales mucho si usted es un empático. Los empáticos especiales amor sienten por los animales muchas unidades para convertirse en vegetarianos estrictos. Y que en lugar se verían afectados de dejar que te encuentras con un gato loco en la carretera. Un empático sería llevar a sus mascotas en todas partes y en todo momento. Y con el tiempo, pueden escuchar lo que piensa y lo que está diciendo. Se puede oír no sólo su mascota si usted es un empático, cualquier otro animal. Psicólogos y neurocientíficos de hoy en día tienen problemas con esta característica. Ellos están luchando muy difícil de entender si es posible escuchar estos animales o se trata de un mal funcionamiento inadecuado del cerebro que hace que parezca que la realidad. No hay una discordia por el momento, pero si se puede sentir, junto con otros talentos sobrenaturales, puede simplemente.

q. **Se escucha como si lo es todo**: Otro talento peculiar de empáticos es que se escuchan como es lo mejor que podían hacer. Se quedarían tranquilo y atento ya que cada persona se presenta y compartir todos sus problemas de la vida. Ellos no podrían argumentar ni debate. De vez en cuando, tienen sugerencias útiles y siempre están dispuestos a sacrificar su tiempo. Como es de suponer, este talento viene con algunas otras habilidades y requiere mucha resistencia y paciencia. Empáticos tienen los de mayor.

r. **Se puede sentir el día**: Una vez un par de veces, empáticos tienen la capacidad de leer el día. ¡Si usted es el tipo que se despertaba en la mañana y mirar a su alrededor después de bostezar 'Oh! Esto va a ser un día hermoso', y sus predicciones acerca de los días estaban en lo cierto, es probable que uno de los empáticos. Empáticos pueden sentir el día y su energía, saben cuándo el día parece aburrido e infeliz y podría traer mala suerte, saben que un día brillante, incluso cuando el cielo se ve sombrío. Si alguna vez se sentó al lado de cualquier persona que miró a su alrededor y declaró que a 'el día no está dando una buena señal', nunca se debe discutir con ellos sobre esto, incluso cuando no tenían idea de que son empáticos, que podría ser.

s.  **Odias cosas de segunda mano**; Empáticos son personas que se sienten confianza en sí mismo y que luchar para mantenerla. Pierden su confianza y se irritan cuando se hace uso de productos de segunda mano. Se sienten incómodos y pueden sentir el espíritu sensación de quien usa el vestido, los zapatos o los coches en él. Incluso cuando parece impecables, nunca se sentirá feliz en ella. Si esta es la forma en que se siente en un producto de segunda mano también, podría ser otra señal de que usted es uno de los que estoy escribiendo.

t.  **Usted es su propio tapón**; Por último, son empáticos su propia fuente de motivación. Son todo lo que necesitan cada vez empezar de nuevo. Han compartido un montón de espíritus. Ellos han escuchado un montón de dolores y lágrimas y temores, que son golpeadas por la mezcla de experiencias en su cabeza y convenientemente, sin embargo, pueden motivarse a sí mismos. Empáticos a menudo resultan de la adicción a salir de sus problemas. Se daban a beber para ahogar sus preocupaciones. Pero esto no debe pasar en su caso. Puede recordarse que usted tiene que estar disponible para ayudar a los demás, y es por eso que nunca debe cansarse o débil. Debe convertirse en un abogado para que pueda manifestarse a favor de las personas indefensas cuyas voces de tambor en las orejas, entre otras motivaciones intrínsecas. Empáticos son siempre auto motivados, ¿verdad?

¡Uf! He enumerado los veinte como se había prometido. ¿Ahora ve a través de ellos de nuevo y dar una profunda reflexión, son usted o su mejor amigo uno?

# Capítulo 5: Creciendo como empático-protege tu energía

Pregunte a cualquier empático, que no saben cómo, pero casi no tienen la energía para hacer nada. Siempre cansado, desgastado, y buscando todas las oportunidades para saltar en una cama, e inmediatamente pasar a cabo. Si se observa a sí mismo lo suficientemente bien, se dará cuenta de que a menudo son mareos, tranquilo, y sin peso. No se puede reunir la energía para hacer nada sería la mayor parte del tiempo, sin embargo, la gente que nunca dejan de venir a ti.

Al ser un empático hay razón para convertirse en una sádica vida y sin vida. Usted debe estar vivo, ágil y feliz. Es posible sentirse así de vez en cuando, pero difícilmente podría durar el momento que pasa. Su resplandor se desvanecería a cabo después de discutir con sólo unas pocas personas. Es necesario para proteger su energía positiva, lo que necesita para crecer por encima de la energía negativa que irradia la gente y sus problemas, y hay que destacar que la luz de encendido. Esta es la única manera que puede ayudar a la gente de sus problemas.

Esta energía negativa que te hace débil, sin vida e infeliz es el resultado de la negatividad que ha absorbido de otras personas, y los vampiros emocionales que han chupado su energía positiva de usted y que reemplazadas con energía negativa. El usuario no puede obtener esa energía de ellos, pero los siguientes son maneras seguras a proteger, y puede ayudarle a prosperar como un empático animado, con una energía de apertura positiva;

a. **Saber cuándo hay que dibujar las líneas**: Dibujo de las líneas es necesario que todos los empáticos. Debe saber cuándo dejar de escuchar y proteger su energía. personas simpáticas que pueden hacerlo sin pestañear; Recuerdo que he mencionado algunos de mis amigos que simplemente le camino sobre sus hombros y alejarse. Como un empático, sin embargo, puede encontrarse con que dura.

Cuando visite a su amigo y ella comienza a llorar por su marido, que ha permanecido inconsciente en el hospital durante algún tiempo, también se obtendría emocional. Se podría olvidar que fueron drenados en el trabajo y que le ofrecerá a poner a los niños a la cama para ella. O tal vez, permanecer a la cama de su marido. Estas cosas pueden debilitar aún más la vida de usted, y usted debe saber que cuando usted no debe hacer ellos.

Como una persona con talento, su instinto le dice cuándo lo que está a punto de hacer le costará una gran cantidad de tiempo y energía. Usted debe escuchar a su instinto si usted quiere proteger su energía. De hecho, la energía negativa irradia de algunas personas. Puede ser positivo y vivo antes de reunirse con ellos, pero el ambiente iba a cambiar el momento en que se sienta al lado de ellos y escuchar sus problemas. ¿Ha notado alguien así? Mantenerse lejos de ellos, después de todo, es mucho más fácil de proteger su energía al evitar la energía negativa de que se irradia a usted. Además, hay otras personas que van a compartir sus problemas y su alma no sería cansarse. Se podría compartir sus dolores, pero que le mantendrá suficiente para sanar con sus palabras y el espíritu optimista, sin daño a su espíritu. Por lo tanto, cuando no es claramente bien por usted, ¡decir que no y tratar de ser firme!

b. **Tener un sistema de copia de seguridad**: Tu alma es una muy especial, pero hay que mantener la forma que mantiene las almas de otras personas también. Otras personas vienen y que compartan sus experiencias mentales, físicos y emocionales, que comparte sus preocupaciones y hacer la vida más simple vistazo para ellos. Se necesita una manera de conseguir lo mismo para usted también. Por lo tanto, es posible que desee responder a esta pregunta; ¿Qué le gusta hacer en el ocio? ¿Cuál es esa actividad que puede levantar el ánimo y aumentar su energía positiva? ¿No hay gente que quiere escuchar a usted también?

Tómese todo el tiempo que necesite y pensar en ello. Tendrá que recurrir a esas actividades cada vez que necesite algunas vibraciones buenas. Es correr lo suyo, ¿qué hay de baile? Comer es lo que funciona para algunos empáticos. También puedo asegurar por mis años de investigación y experiencia, la mayoría de los empáticos disfrutan de la escritura y el canto en las paredes de su habitación. Cada vez que se siente aburrido, cansado y débil, todo lo que necesitan es sentarse en su sillón favorito y comenzar a escribir. Sin tener en cuenta todo lo anterior, se suelen escribir sobre lo que está haciendo su agitado corazón. Ellos dejaron sus deseos y lo que harían si tienen la oportunidad de volver atrás en el tiempo. Ellos componer canciones sin pensarlo mucho, y antes de que usted lo sepa, el ambiente negativo se pierde en el aguacero y se chisporrotea con una buena sensación.

Además de eso, usted puede mirar adelante a sus padres y amigos o parientes inmediatos. Si se encuentra en un hostal en el que no sólo en la sala, sus necesidades compañero de piso para saber demasiado. Tienen que entender su naturaleza y la forma en que pueden hacer que se sienta solo y débil. No les hagas adivinar y no asumen que saben, armarse de valor y hablar con ellos sobre esto. Es cierto que muchas veces estigmatizar empáticos, pero no es una razón por la que no se debe tratar. Ellos son los más cercanos a usted y es probable que entender que este no es tu haciendo, alguien podría salir de una piel empático si tenían una opción. Pero usted está en él, y que son todo lo que tienes.

c. **Habitar en el poder del agua**: El agua es el recurso natural más poderosa en el planeta tierra. Se le puede curar de manera que no pensar. Es por esto que a menudo sugieren que incluso cuando un empático escuchar a la gente, deben sostener un vaso y la bebida a medida que escuchan. Si usted es capaz de beber constantemente a lo largo de la conversación, que sin duda va a mantener su energía positiva incluso después de haber cortado inconscientemente en el espíritu del hablante y se puede sentir lo que sienten.

Por ejemplo, un colega que le invitó a cenar a revelar algunas cuestiones personales estaba hablando con usted. Ella estaba considerando renunciar a su trabajo y salir corriendo porque su jefe estaba acosando sexualmente, pero tenía miedo de que nunca podría conseguir un trabajo después de los registros dicen que dejó su antiguo puesto de trabajo sin una razón sólida. Si se puede beber agua constantemente a medida que escucha, se sentiría lástima como si estuviera en sus zapatos, pero la negatividad en su emoción nunca se irradia a su energía positiva. El resultado es que su energía positiva podría prosperar y le puede asesorar fácilmente a ella o hacer más escucha.

La fuerza del agua no termina en el agua potable. La investigación de Ruthann en 2015 ha demostrado a todo el mundo que, de forma natural y sobrenatural, vertiendo agua en su cuerpo puede curar su espíritu. Dejar que el flujo de agua por cada área de su cuerpo. A veces cuando se cierra deliberadamente sus ojos en el baño, casi se puede sentir el espíritu hormigueo de emoción corriendo por sus venas. No importa lo cansado que estás o cómo negativa su fieltro, que consigue un baño en agua bien puede estimular su espíritu. Puede sumergirse en agua durante el tiempo que la gente. Es posible cerrar los ojos e imaginar a sí mismo saltando arriba y abajo un hermoso lago o cascada en el sol de la mañana. Algunos expertos recomiendan el uso de una bañera de hidromasaje o un baño en la lluvia también.

d. **Autodisciplina**: Sé que esto debe ser la primera, pero hablar de ello ahora no es tan mala idea. Es necesario para controlar a sí mismo con el fin de ahorrar su energía. Tiene una forma de energía que el mundo necesita cada vez, seguramente se sentirá esas ganas de saltar en un problema y ofrecer ayuda demasiado.

Pero no se puede hacerlo cada vez. Usted debe comenzar por tomar nota de cómo pasa sus días. ¿Estás siempre tratando de energía minando las actividades? ¿Qué hay de aquellos que se relacionan con, ¿son del tipo que siempre están drenando su energía con su negativismo? ¿Pensar en ello, es que el Dick y Harry que siempre querría que piensa que la vida ha sido mala sólo a ellos? Es necesario comprobar que usted pasa su tiempo con. ¿Usted incluso divisar la hora para su propio placer? Crear un mejor ambiente para usted mismo. Una energía positiva no viene a un empático de lo que comen, que es de lo que sienten en el ambiente.

e. **Crear un control rápido**: Si se encuentra en una conversación con una mujer condenada, por ejemplo, ella está en la cárcel y que sería ahorcado muy pronto. A pesar de que todo fue para nada lo hacía mal. Su marido y su hermano habían muerto a causa de intoxicación alimentaria en su casa, y ella realmente no tenía idea de cómo sucedió.

Como un empático, que sin duda se sentiría sus dolores, que entiende lo que ella estaba tratando de decir que el tribunal no escucharía porque no tenía pruebas. Usted es el vidente que puede mirarla a los ojos y creer que ella está diciendo la verdad, pero no se puede hacer nada para demostrar su inocencia. Definitivamente va a sentir dolor también, y usted puede comenzar a derramar lágrimas de tristeza que ahogar su positivismo. Será muy difícil de beber agua incluso en una situación como esa, es por eso que se necesita un control rápido.

Usted puede aprender por su cuenta una frase y dejarla sonar en su cabeza cada vez que necesite para controlarse a sí mismo. Que sea algo así como 'soy fuerte y tengo que seguir siendo positivo para la humanidad'. 'Soy poderoso y voy a dar soluciones a este problema', también se puede cambiar eso a cualquier línea que el trabajo de fuerza para usted.

Aparte de eso, cuenta de su respiración. Su respiración es probable que el cambio cuando se siente mucho lo de algo, tal vez, podría comenzar a respirar a un ritmo más rápido debido a que su pulso se ha duplicado su tasa, también podría ser que ahora está respirando a un ritmo más lento, terminando sus respiraciones con suspiro. Cualquiera de ellos es malo, puede obtener mucho mejor si logras volver su respiración a su ritmo relajado habitual.

Por último, puede que suelo preocupaciones. ¿Qué es eso? Usted molió sus preocupaciones mediante la conexión con la tierra y derramando todos sus problemas en ella. Si se realiza correctamente, la tierra será absolver todas sus dudas, la energía negativa y reponer su alma con una energía de vida vibrante que puede seguir jugando de nuevo. ¿Cómo debe hacerlo? Conseguirse en un entorno muy tranquilo y en posición plana en el suelo. Volver los ojos hacia el cielo y descansar todas las articulaciones del cuerpo en el suelo. Cierra los ojos y comenzar a pensar de manera positiva. Dígase a sí mismo acerca de su fuerza y positividad, cerrar los ojos y dejar suelto en la inconsciencia. En el momento en que encuentre su conciencia, que está todo el héroe de nuevo.

f.  **Llevar piedras curativas**: Llevar piedras curativas puede asegurar que la energía negativa no cornear a su espíritu. Usted puede mantener uno en su palma de la mano izquierda cada vez que salga. empáticos experimentados creen que el positivismo puede irradiar a partir de estas piedras cada vez, por lo que es bueno tener uno alrededor. Siempre se puede limpiar de toda la negatividad que está al acecho en su espíritu también. Teniendo en cuenta sus habilidades, le recomiendo que haga de esta una de su método de escapada rápida.

¿Lo piedras se puede considerar? Estoy a punto de mencionar 3 piedras diferentes que pueden hacer la magia;

i.  Citrino: citrino es la piedra llamada sol eterno. Cualquiera de esos nombres puede ayudar a encontrar en una tienda. Si se mira más allá de lo hermoso que se ve, su capacidad de irradiar la positividad es una razón por la que debe mantener un alrededor de usted. Se irradia positividad espiritual que puede penetrar en su espíritu y mantener viva su energía vibrante, especialmente si usted es un empático geomántico. También puede influir en las circunstancias que están manejando y hacer el mejor de suceder.

Como ejemplo práctico, si tiene suficiente citrino en su bolsa mientras habla con alguien que falla sus exámenes cada vez, comenzarían a decir por qué creen que fallaron y en conjunto, se puede averiguar positivamente la manera de resolver el problema. Eso sucede incluso si la persona que solía ser negativo, tal vez, si no fuera por el citrino que estaba influyendo en su entorno, ¡que podría haber mantenido lamentos de rabia 'mis profesores están locos!', 'Mis padres son el problema'. En lugar de enfrentar sus propios fracasos. También podría encontrar defectos en todas las sugerencias que realice. Esta es la razón por piedras como el que puede hacer que su servicio sea mucho más fácil.

ii.   Calcita: calcita es mi segundo mejor. Es una piedra preciosa que se puede encontrar en muchos colores. Y estar seguro, cada una de esas variedades puede hacer exactamente lo que quiere. Pueden aumentar su espíritu cada vez, pueden invitar a la buena suerte, la prosperidad y la felicidad, sino que también puede luchar contra la negatividad. Algunos wiccanos nativos en los Estados Unidos creen que empáticos deben obtener la mayor cantidad de este en su casa cada vez. Supongo que no teniendo esta era la razón por la maestra se mató. ¿Recuerdas el maestro de escuela que se ahorcó por compasión hacia un hombre que conoció en una iglesia católica? Confío en que no se olvidó de esa historia.

iii.  Turmalina: turmalina es una piedra más importante que usted puede probar. Se utiliza para todo tipo de protección, especialmente si usted puede encontrar turmalina negra. Se puede proteger a su ser físico y espiritual y también puede limpiar su espíritu. Bastante bien, se puede encontrar en todas partes y no es generalmente caro.

g.   Tecnología: Ahora esto es interesante para un montón de razones. ¿Sabe usted que puede ayudar a su energía a través de la tecnología moderna? Es algo que mucha gente no sabe y es uno que seguramente va a disfrutar de hacerlo. Todo lo que necesita es su móvil. Hay aplicaciones orientadas a la energía en el Internet que usted puede descargar. Proporción de oro, oxígeno virtual, aplicaciones de limpieza y así sucesivamente se encuentran entre los que puede darle el impulso.

Ahora que ya sabe cómo prosperar como empático y proteger su energía, ¿cree que alguna vez puede minarse de vida o pensamientos negativos podría llegar a usted? Por primera vez, aplausos, su respuesta es mía.

# Capítulo 6: Los empáticos y su relación con amor y el sexo

Estar en una relación con un empático es como despertar a una olla de oro al lado de su cama. A partir de los registros y entrevistas, veo que son mucho más valioso, de hecho. Pero la relación es una gran cosa para empáticos, algo más grande que cualquier otra persona le gustaría verlo. Empáticos tienen una forma completamente diferente de ver las cosas de una historia de amor, su definición del amor, el sexo y la relación son completamente loca a una persona al azar. Esta es una razón que a veces es difícil para ellos mantener una vida de amor de centelleo, y estar en una relación con uno pueden parecer una misión de la muerte, en lugar de una aventura.

¿Cómo se ven las cosas empáticas en el amor y el sexo? Esas son dos cosas diferentes, y voy a hablar de ellos uno antes que el otro. Para empáticos que crecieron de edad sin encontrar un cierto equilibrio en su vida sexual y amorosa, estoy a punto de mostrar dónde se equivocó. Si usted ha tenido ninguna vida amor y experiencias sexuales en su propio caso, estoy a punto de revelar un mapa amor que le puede dar la dirección de la banda de rodadura a lo largo de su vida amorosa.

Además, si usted ha tenido unos cuantos ya, pero se necesita más dirección, es necesario prestar atención completa a las próximas líneas. Esta es la manera más fácil que pueda asegurarse de que no van a pasar el resto del año saltando dentro y fuera de los corazones de la gente y permitir que nadie se arrastra en relaciones infructuosas. ¿Listo para hablar de ello? Sexo en primer lugar.

## Empáticos y Vida Sexual

Empáticos generalmente creencia de que el sexo va más allá de salir de su ropa y meterse en la piel de la otra persona. Lo ven como entrar en la vida, el alma, el espíritu y la alianza con la otra persona. Esta es la razón como empático, se encontraría muchas personas sexualmente atractivas, ¡pero 'diablos!' su mente no se puede llevar a bajar con ellos. Porque no tiene contacto real con su alma. Usted no sólo quiere su cuerpo, usted quiere tener relaciones sexuales con alguien que compartía los sentimientos, pensamientos, y parecen como un socio para usted. No se sorprenderá si se emborrachó, tenido relaciones sexuales con una persona al azar y la noche siguiente, se empieza a encontrar a esa persona sobre la barra. Tal vez, es posible construir esa conexión. Odias las cosas temporales, incluso cuando se trata de sexo.

Un empático no disfrutar del sexo cuando está con una persona al azar, a pesar de que no está prohibido por completo. Es por eso que difícilmente aceptar una cosa de una sola noche, y si lo hicieran, es puramente por su manía de la quema de cumplir su llamado sexual. Ellos realmente quieren ver en sus ojos a medida que sube el uno del otro y ver que el amor fluya a través de sus ojos a su corazón. Ellos quieren sentir lo que está sintiendo, oír lo que haces, compartir su energía y conectar con su alma.

Sería una diversión frustrante para ellos si no podía leer nada acerca de usted mientras usted está en la otra. Y el 74% por ciento de los que respondieron empáticos en una entrevista creen que prefieren un sexo en silencio. El tipo, donde ambos socios no pronuncian una palabra con su boca, en lugar de su corazón. Si es que alguna vez dijeron algo en un momento como ese, es o están borrachos y no tienen idea de lo que estaba pasando de la boca o que quieren que se siente y cree cada palabra de ella. Puede mantener a todo lo que dicen en un momento como ese, que significan la mayoría de las cosas que dicen de todos modos.

Por lo tanto, si usted no es un empático y estás pensando en tener relaciones sexuales al azar con uno de ellos, tengo que desea una fuerte suerte porque es un callejón sin salida que nunca puede escapar. Ellos quieren conectarse con usted de nuevo. Además, si usted es un empático fantasear una noche amorosa con un completo extraño, yo estoy aquí para decir que no va a terminar de esa manera. Sus instintos estarán allí para decirle que no está bien de nuevo, y si se niega, se le puede caer presa de otra angustia. ¿Por lo tanto, estoy diciendo que usted debe tener relaciones sexuales con una sola pareja con la que intercambia el amor?

No, no es eso, sólo digo que debe haber una relación mutua entre el usuario de dos vías antes de comenzar el sexo. Además, son también más seguro de una vida sexual pobre si elige una pareja, su pareja el amor como su pareja sexual, porque el sexo tiene algo que ver con el amor.

Me gustaría terminar esta por decir un hecho, a veces, es posible encontrar a alguien que devuelve su amor y aun así tener un tiempo difícil conseguir en la cama con ellos, no es anormal. Su cuerpo es, probablemente, sólo encontrar la independencia. Su cuerpo sería tratar a todos, naturalmente, de la misma manera mientras está menos maduro, que es otra razón usted sufre angustias para todos. Usted siente las punzadas incluso cuando no era todo el asunto. Pero a medida que desarrolla y establecerse, usted será capaz de crear un amor separado para algunas otras personas. Usted será capaz de valorar de acuerdo a la sede sensibles que tienen en su vida y que puede gelificar fácilmente con ellos. Uno de ellos es amante de su pareja sexual. Puede acelerar su recuperación vida sexual mediante la adopción de tantra sesiones con un experto.

## Empáticos y Amor

Este es un tema muy amplio, probablemente debería estar escribiendo una guía completa sobre el mismo, a pesar de las próximas líneas explicarán todo lo que necesita saber. Entonces, ¿cómo hacer el amor empáticos convite? Sólo hay una palabra por ello- celeste. Empáticos ven su vida de amor como algo que morirían si se atreven a pie de, y que es una de las razones puede estar seguro de un empático nunca le trampa en una relación.

Estas son las características clave de una vida de amor ideal de un empático;

a.  Empáticos a menudo dan todo: Si tu sueño es hasta la fecha o casarse con alguien que le daría todo, un empático es probable que su respuesta. Empáticos son en su mayoría damas y que preferirían morir que los trucos. Son del tipo que sacrifican su trabajo, tiempo, dinero y todo lo que tienen sólo para ver una sonrisa en la cara de un ser querido. Harían cualquier cosa para mantenerlo acotado dos, y fuerte, sobre todo, la tentación. Estoy tratando de pensar que es mi imaginación, pero yo creo que son el descendiente directo de ese 'Ruth' en la biblia que dejó todo lo que tenía y la siguió en la ley del amor.

b.  Están abiertos a un fallo: La honestidad es un código para empáticos. Usted sabe mejor si usted es un empático o si ha tenido un romance con uno. Pasarían toda su vida toma de asegurarse de que no juegan juegos con su amor. Es por eso que su empático-novia o novio volverán a casa y le informará sobre la forma en que habían sido invitados por su jefe a una fecha, y cómo habían rechazado alguna para usted, o aceptado alguna por motivos de negocios. Usted no necesita preocuparse acerca de ellos, simplemente sentarse y muestran los aman, que no van a ninguna parte.

c.  Ellos esperan un compromiso completo: Por mucho que empáticos dar todo el amor que pudo reunir; que esperan la misma. Es por esto que usted debe tratar de devolver el amor que hayan disfrutado de ellos. Mostrar su pareja lo mucho que aprecia su amor y que está tratando de igualar su sacrificio, y que se quede en su caso. No es posible encontrar el amor empático da si no eres un empático, y si usted es un empático, es bueno que usted entienda su pareja sólo puede tratar, que no saben la mitad de lo que se hace sobre el amor. Usted fácilmente dejar de lado sus deficiencias si se deja que se hunden en.

d. La comunicación tiene que ver con su pareja: Esto parece una especie de caras, pero sigue siendo un hecho. Un empático es la cabeza sobre los talones en amor con usted, y que haría más para ti que cualquier otra persona. Recuerda que son oyentes nacidos y proveedores de soluciones, y van a tratar de escuchar sus problemas y encontrar soluciones infalibles. Su éxito es su éxito, y quieren ver lo haces. Si usted está en una historia de amor con un empático, no se sorprenda que casi no se hablar de sí mismos, usted es el sujeto en cada reunión.

e. Ellos aman demasiado y demasiado: Como de costumbre, este no debe ser el último, pero probablemente no es un gran problema como tal. Empáticos son personas altamente emocionales que se enamoran con el cuerpo y el alma. Una vez que están en el amor con usted, que es el gancho, y el sedal. Nadie te está llevando lejos de ellos y ellos no están preparados para el paso de una pulgada de distancia de usted. Suena ideal para el amor, ¿no es así?

Por desgracia, no todo es de color de rosa como el jardín de verano, empáticos siempre han tenido una gran cantidad de complicaciones en su relación. Esas complicaciones suelen dar lugar a un corazón roto, constantes e inestabilidad también. Es necesario hacer frente a ellos con su pareja antes de que florezcan en problemas reales. Son;

a. Ellos sienten demasiado: No es ninguna novedad que empáticos son seres hipersensibles. Ellos leen sentido a todo. Pueden detectar el más mínimo cambio en su comportamiento. Ellos saben cuándo todo está bien y cuando se están empezando a encontrar un plan B para su amor. Si dibuja de nuevo en la cantidad de amor que utilizó para la demostración, pueden sentir inmediatamente, incluso si deciden no mostrar. Algunos de estos sentimientos son realmente innecesarios, que pueden ser pasadas por alto debido a que la pareja acaba de regresar a la forma en que estaban, pero podría convertirse en un dolor en el corazón de empáticos.

b. No se puede ocultar cualquier sentimiento personal: Te Recuerdo decir que la mente de una persona promedio es tan abierta como un libro para un empático, ¿cuánto más podemos decir acerca de su amante? Eres como un espejo transparente para ellos. Usted no tiene ninguna debilidad, no hay planes, ninguna fuerza que no conocen, y eso es algo que mucha gente no le gusta. "¿Cómo podría ser como un papel transparente en sus ojos? '¡Por amor de Dios, no puedo tener una idea de mi propia?'. Se trata de una relación, pero muchos odios cuando incluso su debilidad parece ser a la intemperie.

c. Son de mal humor: Esto es algo que muchas parejas encuentran difícil de manejar. Empáticos son propensos a ataques emocionales y cambios de humor. Usted puede obtener de mal humor y sin una razón válida y ni siquiera su pareja va a entender porque no se comprende a sí mismo. ¿Cómo entonces se puede explicar? Es peor cuando su pareja está en un muy buen humor, mantienen deseando poder conseguir feliz y el ambiente sigue siendo difícil de entender.

d. Pueden comenzar a pedir el espacio: Incluso cuando había algo irrelevante como un bache en la relación, empáticos pueden comenzar a pedir el espacio. Todo podría parecer perfeccionar un poco más temprano, y luego se mostrará a decir que usted necesita para ponerse en marcha o se necesita tomar un descanso por un tiempo. "¿Cuál es el problema de miel? se trataría de preguntar, pero la respuesta nunca llegaría. Poco a poco, esa relación se convierte en un desastre. 'No voy a dejar que me conduce loco!' oirá su socio Slim, ya que salir en nuestra empático. Usted no se va a permitir que eso ocurra en su relación, ¿verdad?

e. soldados solitarios que asumen demasiado: empáticos asumen demasiado. Ellos piensan que ya sabe; piensan que está haciendo esto porque usted está tratando de pagarles por lo que hicieron mal. Ellos asumen que son sólo puede ser malo deliberadamente. Siguen jugando juegos de la mente cuando la otra parte está en completa oscuridad sobre ello. Si usted es un empático, que asumiría el profesor de la clase puede adivinar por qué no hizo su tarea, su jefe más probable es que entiende que debido a que parecía enfermo en el trabajo de ayer, no se le a aparecer en el trabajo. Debido a que usted le dijo a su pareja que no está bien para los zapatos que compró para usted, él entendería por qué los arrojó en el equipaje. Puede que tengas razón. Pero decirle, no asuma, ¡y no deje que él adivine!

f. No expresan sus necesidades: empáticos no están acostumbrados a confiar en las personas por sus necesidades. Están tan acostumbrados a esta forma de vida que a menudo es difícil de abrir su corazón y comenzar a compartir sus problemas. Ellos escuchan a su compañero de y otros, pero que resuelven todos sus problemas en sus cabezas. Ellos solamente soluciones actuales. Una gran cantidad de socios de amor y odio esto, ya que prácticamente significa dichos socios no son lo suficientemente inteligentes como para participar en su carrera, además, no es ninguna asociación.

g. Ellos todavía van mucho con otras personas: Si usted es un empático que se casó con un no empático, no debe sorprenderse de que les resultará muy difícil de tolerar su apertura, excepto si está claramente apoyado por ellos. Una gran cantidad de amantes no entender por qué su amante tenía que pasar todo su tiempo escuchando a la vida privada y la más interna parte de algunas otras personas. Creen que su empático-pareja debe discutir asuntos personales con ellos solos, pero la naturaleza del cuidado empáticos hará que esto sea imposible. Plantea la desconfianza y la inseguridad sentimientos de cualquier persona que ama un empático, otro problema difícil.

h. Ellos te aman, pero que pueden hacer sin ti: Esto es algo que muchos amantes de odio a escuchar también. Empáticos que aman a la luna ida y vuelta, pero pueden vivir bien sin ti. Ellos han sufrido suficientes angustias para conseguir extremadamente fuera de las manos si usted decide dejar algún día. odios todo el mundo que se les diga que pueden salir, pero eso es sólo la forma en que son empáticos.

Por lo tanto, mi querido empático, ¿se puede ver dónde se equivocó? ¿Usted ha visto la pieza que necesita prestar más atención si se va a hacer nada fuera de esa relación? Vamos a discutir otra cosa.

# Capítulo 7: Empáticos Y Trabajo

Es importante entender la vida laboral de un empático tanto como usted entiende su vida sentimental. Esa es precisamente la razón por la vida laboral de un empático es la próxima gran cosa en nuestra mesa. ¿Por qué debe saber? Debido a que esta es la forma de obtener soluciones a todas las incertidumbres que se sienten acerca de su trabajo. Su oscilación de humor, su sensación de inseguridad, su desconfianza y así sucesivamente. Voy a hablar de por qué puede suceder y cómo puede usted salir de ellos.

Por encima de todo lo demás que hay que mencionar, recuerde que todos hacemos diferentes puestos de trabajo y nos encontramos con diferentes demandas, y como resultado, algunas de las cosas pueden aplicarse más a usted, mientras que otros no lo hacen. También me gustaría informarle de que para asegurarse de que entiende perfectamente; Me va a dividir esto en dos. En primer lugar, las experiencias habituales que pueden tener en el trabajo como un empático, y voy a adjuntar cómo se puede hacer frente a cada uno que suena como un problema. Después de todo, no se puede simplemente dejar de fumar cada puesto de trabajo debido a que se enfrentan algunos problemas. A partir de entonces, veremos acerca de los trabajos o profesiones que más le convengan como empático y los que deberíamos evitar. ¿Listo? Vamos a pasar.

## Empáticos en el trabajo.

Al igual que el sol brillante en verano, empáticos son muy fáciles de detectar en el trabajo. Por la forma en que su nuevo personal piensa, habla, se sienta y mira alrededor, usted puede decir al instante si sólo ha contratado a un empático. Por una razón recurrentes, que siempre son diferentes. Busque estas características si acierta que acaba de emplear un empático, y esperar que estas cosas que suceda si se encuentra un empático sí mismo:

a. **Ellos nunca se sienten cómodos en la apertura**: Si usted es el tipo que odia tener que sentarse entre decenas o cientos o personas, es probable que la persona que estamos hablando. Usted se enterará de que no es un gran problema para hablar en público, puede hacerlo, pero simplemente lo odio. ¿Prefiere camina en la oficina de su jefe, conseguir un asiento y arreglar las cosas con él? Que sin duda va a pegar el último asiento en cada oportunidad, y va a tratar de evitar que se celebra por lo que ha dicho. Si su oficina está en él, tal vez un lugar ruidoso abierta o una unidad abierta donde usted tiene que escuchar el ruido ensordecedor o asistir a la multitud contra tranquilo, te odio cada pedacito de ella. De vez en cuando, es una gran idea de no refrenarse de dar sus opiniones en público.

b.  **que el exceso de trabajo**: Como un empático, se observará si odias tu trabajo o no, siempre se iba a funcionar como un robot en sus puestos de trabajo. Prefiere pasar más tiempo en el trabajo de dejar que deshacer. Odias estar en el centro de la distracción y siempre se evitaría cualquier inadecuación que haría que el paso jefe en y comenzar a golpear usted. Todo el mundo parece odiar también, pero son empáticos mucho cuidado con su trabajo, y se daría cuenta de que si usted tiene sólo uno o unos pocos empáticos en la oficina.

c.  **Apenas red**: Mucha gente va a colgar alrededor después de que se hacen con el trabajo del día. Ellos están esperando a sus amigos. Usted debe notar sentados en 3s y 4s. Ellos son comedores y golpeando sobre diversos temas. Pasan lo que algunos les gusta llamar horas extras no pagadas, y que no les importa cuánto tiempo lo hacen. Pero si revisas los círculos lo suficientemente bien. Un empático no está entre esas personas. Su personal empático ya estaba fuera en el instante en que era el momento, de lo contrario, se quedó atrás y estaba ocupado de completar algunas tareas urgentes. Usted debe haber notado esto desde la escuela secundaria si usted es un empático. Odias a estar cerca de un segundo después de que el reloj marca.

d.  **¿No te gusta el trabajo**: ¿Esta es la parte confusa de empáticos? Ellos no siempre gustan lo que hacen, pero, sin embargo, lo hacen. Se podía gruñir al respecto a su empleador o sus pocos amigos, a menudo se hace lo mejor que pueda cuando pueda. Pero usted está en la búsqueda también, siempre paciente y la esperanza de que uno de estos días, que crecería al igual que el trabajo o el trabajo va a mejorar. Como un empático, usted debe aprender a no crecer demasiado cansado de su trabajo, especialmente si usted ha conseguido ningún otro momento.

e.  **Leal a la punta**: Un conjunto de personas que puede confiar en su empresa son empáticos. No es necesario para mantener un ojo sobre ellos, todo lo que necesita es identificar los empáticos en el trabajo y hacerles entender que confía en ellos, a continuación, esperar a que las estadísticas impresionantes. Ni siquiera se va a esperar para su reconocimiento como un empático, pero si llega, se convierte en el gran impulso que necesita para volverse loco en el trabajo. Se podría seguir trabajando duro incluso cuando todo el mundo piensa que va loco o son impulsados por un deseo voraz. También, usted llegar a ser incómodo cuando la gente habla de rumores y cuentos después del trabajo acerca de sus empleadores, socios y organización. La lealtad es su talento, lo utilizan cada vez.

f. **A luchar contra cambio de humor:** Un gran problema que está abordando en el trabajo es cambio de humor. Que está bien vestido, con confianza y extravagante antes de salir de su casa temprano en el día. Puede ser que incluso mantener esa cara sonriente y el espíritu emocionante trabajo. Poco tiempo después, no sé cómo, pero que ha perdido ese espíritu. Usted no se siente medio tan excitado como se sintió cuando entró, y lo único que quería era regresar a su esquina lo más pronto posible. Si esto ocurre de vez en cuando, se trata de una prueba que eres un empático. Empáticos odian largas horas y que realmente no sobreviven a ella. Su mejor opción es cortar las horas corto o salir de ese trabajo.

### Empáticos y profesiones adecuadas

¿Por qué te necesita 'salir de un trabajo' si todo era perfecto? Un trabajo que parece inconveniente hasta el punto que desea saltar en cualquier otra cosa no es su ajuste inicial. Es posible que mira derecho a la misma en los papeles, e incluso puede parecer la única cosa que haya sido entrenado para hacer toda su vida, pero si no lo hace el trabajo para su naturaleza como un empático, el hecho de que debe abrazar es que se no es su forma.

Dejar que el anillo en su cabeza puede hacer la vida muy fácil para usted. Usted no tendrá que luchar en ocupaciones que se drenará su energía. Usted se sentirá seguro de salir de ese trabajo que te hace infeliz y sí, usted sabrá exactamente dónde ganarse la vida sin perjudicar a su naturaleza.

Para ayudarle a hacer ellos, voy a comenzar esta parte haciendo una lista de las áreas comunes que no debería intentar trabajar en absoluto como un empático. Si usted está involucrado en ninguno de ellos ya, entonces va a ser sometido directamente a una experiencia de primera mano de las características que se enumeran unas pocas líneas antes. ¿Y qué hacer? Lo mejor es dejar de fumar. ¿Los trabajos no aptos? Aquí:

a. **Policía**: Al ser un oficial de policía puede ser un reto para un empático. No se puede hacer frente al trauma de los criminales que no se arrepienten y su alma mantener a penetrar en sus almas. A usted le gusta ver las cosas desde su propia perspectiva en lugar de ir directamente en su trabajo y llevar a los culpables ante la justicia. Nunca se podrá disfrutar de las emergencias y las atracciones que vienen de ser un oficial de policía también.

b. **lucha contra el fuego**: Ser un bombero es tan malo como ser un oficial de policía. Usted es demasiado emocional y su emoción puede montar su juicio de la situación. Será incómodo para que usted consiga en un santiamén, vestirse y salir corriendo a un lugar del incendio sin pensar las cosas dos veces. Usted siempre quiere hacer una reflexión cuidadosa y cálculo adecuado como empático, pero ¿dónde está el tiempo? Su comandante ya está gritando órdenes aquí y allí y que siempre se sentiría usted no debería estar aquí. Se le haría daño más si su equipo perdió enormes recursos para el fuego. No es necesario un trabajo angustia regular.

c. **persona de ventas**: Este es el peor trabajo empático puede recoger. El personal de ventas por lo general tiene que pasar por largas horas, la estancia en lugares abiertos y conocer a un montón de personas. Empáticos odian cada una de esas cosas, así que, ¿cómo combinar su trabajo con su naturaleza? Sus solicitudes de empleo que sonríen a todos los clientes, ya que caminar, pero que ya están agotados y exhaustos. Su trabajo requiere el contacto directo con una gran cantidad de personas, franqueza e interacciones sin escalas. Continuando con que la savia de la vida de todos los días. Además, se puede tomar fácilmente el estado emocional de cualquier persona que entre sus clientes.

d. **Política**: ¿Dónde se encuentra la energía para el estrés? Usted va a quemar su energía positiva si continúa a subir y bajar en las reuniones, campañas y actividades políticas intensas. Usted se reunirá con un montón de gente cada vez, tener que hablar en todo momento y que toma la nueva radiación de energía cuando se reúna la gente. Algo va a tirar de su corazón cada vez que se las arregla para tirar de regreso a su hogar. 'Esto no es divertido, esto tiene que parar, ¿no deberíamos probar algo diferente?' Se podría entender más si se encuentra en el ámbito político ya, sin embargo, insisto a sanar a sí mismo escuchando los susurros de que la mente interior.

e. **Ejecutivo**: De vez en cuando, usted se encuentra trabajando en un puesto directivo y podría ser difícil escapar, pero permanecer en el asiento no sería fácil. Usted se sentiría renuentes a imponer sus deseos de otras personas. Odias hacer daño a la sensación de todo el mundo, incluyendo a los que lleva a cabo trabajos pobres y por lástima, es probable que encontrar un montón de ofertas pobres para la empresa. Es por esto que se recomienda encarecidamente que un empático no debe tomar una posición eminente en la empresa, como un ejecutivo. Si mantiene dicha oficina y no puede permitirse el lujo de dejar ir, contratar a un asesor brillante que no sería un empático.


¿Ahora los empleos de buena?

Estos son, como yo los, buenos trabajos etiquetados, pero se debe entender que todos estos no funcionarán para usted. A veces, se prefiere el trabajo B, pero no el resto. Esta es sólo una lista de campos que le gustaría crecer con su energía. Por lo tanto, no resulta absurdo que no te gusta alguna y amará al otro. Encuentra su preferencia y estar listo para trabajar hacia ella:

a. **Emprendimiento**: Usted no debe ser sorprendido de encontrar está en la parte superior. Es la alegría de todos los empáticos. En mis entrevistas, una gran cantidad de empáticos declaran que prefieren trabajar por su cuenta que el trabajo de otros. Ellos disfrutan del ocio y ausencia de presión. Nadie podría entrar y gritar de lo lento que son o qué tan pronto pueden perder sus puestos de trabajo. También entienden que cualquiera que sea la presión que sienten es lo que trajeron por sus propias manos y que está muy bien. No se puede reemplazar la alegría de un entorno de autocontrolado en el que se determina la cantidad de gente que se ve todos los días. También puede cerrar la tienda y volver a la cama si su oscilación emocional que se está ejecutando una locura. Su oscilación emocional es menos probable que ocurra cuando se encuentre a sí mismo todo el tiempo.

b. **Artes y Oficio**: Arte y artesanía es otro campo que puede ser excepcionalmente bueno. No es necesario, pero es posible que sienta la necesidad de pintar las flores, la niña llorando, el padre moribundo y el gato pequeño y lindo. Empáticos disfrutan de estas cosas mucho, y es probable que disfrutar de ella también. Si esto no te intriga, intentar otra cosa.

c. **Actos, Música**: Actuación y la música son las próximas profesiones de empáticos. Empáticos encanta la música, aunque no todo tipo. Es probable que suscribirse a las canciones de ritmo lento como el blues americano si usted es un empático, es el tipo de canción lanzada por empáticos también. La mayoría de los empáticos no prefieren actuar, digamos que se debe a que los lleva a los ojos curiosos de un público, pero lo disfrutan por otra razón, es su oportunidad de enfrentarse a la personalidad de otra persona. Ellos pueden pretender ser otra persona por un segundo, y pueden representar perfectamente lo que significa esa persona.

d. **Guía, consejero, coche de la vida**: Usted encontrará que usted es naturalmente bueno en aconsejar a otras personas si usted es un empático. La gente mira a usted para las ideas, recomendaciones, críticas y casi no defrauda. Incluso los grandes caminan por escuchar lo que piensa y que siempre disfrutan de hablar con ellos. Al parecer, al igual que otra persona había hecho cargo de usted y esa persona estaba hablando todo el tiempo, mientras se puso de pie, mirando con sorpresa. Se podría menudo regresar a su esquina privada y se preguntan de dónde sacó la fuerza y brillo a todo lo que dicen, pero, por supuesto, es en que, de manera predeterminada.

e. **escritores**: Cómo convertirse en un escritor es otra profesión que empáticos pueden tener problemas para ocupar. Mientras usted es un escritor libre que puede escribir en el Internet u obtener la licencia y publicar tanto como lo desea, puede escribir todo lo que se ve desde el corazón y presentarlos al mundo. Se podría escribir sobre la injusticia, dolores, la vida, la muerte y cualquier otro tema que impulsa su espíritu, siempre y cuando se encuentre un fuerte medio de hacer que la gente para comercializar sus habilidades. También puede escribir para las organizaciones, las empresas y equipos de prensa que apoyan su causa.

f. **Cuidado de la salud**: Los dos sabemos lo mucho que odio ver a la gente sufrir. Siempre le gustaría poder hacer algo por ellos. Es la razón exacta se puede entrar en la asistencia sanitaria a término. Ve y ayuda a los discapacitados, no está atascado en los ojos de los clientes pésimos, en lugar usted está entre impotente y un montón de gente sin esperanza que pueden vivir por sus palabras de garantías. Se te necesita aquí y lo más probable prosperar aquí. Excepto si no le gusta nada que se parezca a una clínica.

g. **Abogado**: La Ley sigue siendo la esperanza del hombre común, y como alguien que ama al hombre común, que puede decidir hacer esto su profesión completa. Usted puede elegir para ser un abogado por lo que podría defender los derechos humanos, los débiles, los indefensos y otras personas que fueron injustamente. Feria de advertencia, le resultará muy difícil ser un fiscal. Siempre se sentiría la pasión por la persona a ser procesado y que no contribuye a un buen fiscal sabes. En promedio, se puede vivir una vida plena si realiza una copia de su trabajo naturales (como consejero) con el trabajo de un asesor jurídico.

h. **Profesor**: La enseñanza es una profesión muy multitarea. Se requiere que las personas que ven más allá de los niños que enseñan y el salario que reciben. Es un trabajo para las personas que se preocupan por la carrera de los niños, el futuro del país y el talento de cada uno de los niños. Un empático sería siempre quieren dar el trabajo lo mejor posible. Él siempre preocuparse de posibles formas de mejorar la competencia de los niños. En el amor y la ternura, un empático cubriría la necesidad psicológica de cada estudiante de manera que su crecimiento mental es asistido. Tal vez, no hay mejor manera de usar el talento que esto.

i. **Veterinario**: Recuerdo que le dice que no son empáticos en el amor con los seres humanos solo. Ellos a menudo tienen algunos animales que se imaginan. La formación y el cuidado de un animal requiere gran compromiso también. Sólo una persona que realmente se preocupan por ellos, y no estaría de ellos debido a la frustración o la ira es apto para el trabajo. Eso suena como un empático. ¡Si se da cuenta que tiene un interés especial en los animales (como empático la fauna) y su trabajo es uno mate, es mejor que se inscribe en el veterinario!

j. **Los horticultores**: Sólo en línea con la última descripción, otro pastel caliente que podría satisfacer su gusto pastoral es la horticultura. Si usted ama las plantas en un principio, este puede ser su oportunidad perfecta para pasar más tiempo con sus favoritos. Explorar más, tratar de entender más, apreciarlos más y, al mismo tiempo, aumentar su riqueza. Es un trabajo que no se arrepentirá s un empático.

k. **Trabajadores sociales**: En un nivel diferente, puede inscribirse para servicios sociales también. Debe tener en cuenta la firma de las organizaciones humanitarias, organizaciones no gubernamentales, etc., ya que esta es una forma directa para resolver un problema de la gente que le rodea, utilizando sus palabras, el espíritu y el apoyo financiero de su organización curación.

¡Guauu! ¿Esa fue una larga lista, encontrar algo que se quiere probar?

# Capítulo 8: Técnicas para mejorar habilidades de persuasión como empático

¿Por qué es exactamente lo que piensa empáticos son reacios a discutir en público? ¿Me puede decir la razón por la que piensa que no puede establecer su posición incluso cuando estuvo segura de que tenías razón? Convencer a ver las cosas poco comunes es difícil, y es un problema general para empáticos. En caso de que todavía se está preguntando ¿qué es exactamente el origen del problema, que es la persuasión habilidades.

Empáticos nacen brillante pero tranquila. Las personas que pueden pensar críticamente, pero no se lucha. Es por eso que se sabe cuándo está mal, ves lo que ninguna otra persona está viendo, pero no se puede empujar a otros a ver lo que se ve. Se puede ver la laguna en el presupuesto presentado por el presidente, pero nadie más parece verlo y todo el mundo está feliz señalando un 'sí'. Se podría encontrar dificultades para ponerse de pie y objeto porque no desea que el espíritu dolor de nadie. Si administra a cada mirada del ojo en que el objeto y, se sentiría un ruido sordo en el abdomen y que le eche la culpa casi inmediatamente.

'A partir de la forma de ver esto, esta empresa podría encontrarse con deudas el próximo año si una cantidad tan enorme que se desembolse sin un plan de copia de seguridad', comenzó. Difícilmente se puede encontrar las palabras para el estrés lo que ves para que otros puedan ser convencidos. Y su presentación no recibirá más fácil si la persona que preparó paró inmediatamente. "Señor, usted es absolutamente fuera de la punta. Se trata de un presupuesto basado en una investigación minuciosa y ... "Usted no esperar a que terminara.; usted está en su plantón ya.

En casos similares, que le argumentar menos en casa, en el gimnasio, en la escuela y que haría sólo un poco de esfuerzo por demostrar lo que está tratando de decir a los demás. Créanme, que no es la mejor una persona brillante como se puede hacer, y es por eso que necesita para perfeccionar sus habilidades de persuasión. Con el fin de ayudarle a hacer eso, he redactado las siguientes líneas y estoy feliz de asegurar que el uso de estas habilidades sería una experiencia que cambia la vida para usted. Vamos a ir a ver ellos:

a. **Se un buen oyente**: Antes de llegar a las personas que escuchan con atención, usted debe haber escuchado activamente a ellos. Escuchar a ellos como lo haría escuchar a un maestro de la clase. No como un robot aceptar instrucciones, o un polemista buscando los puntos débiles a Hazañas. Eres alguien tratando de entender. Esta habilidad le ayudará a entender expresamente lo que el orador estaba tratando de decir, lo que no había dicho y lo que podría ser dudosa. Su cerebro procesar y proporcionar más consejos útiles en la conversación si obtiene todos los datos y cifras recta también. Es por eso que no debe estar muy dispuestos a empujar hacia adelante sus ideas, escuchar primero, y usted va a entender dónde, cuándo y cómo entrar en la charla.

b. **Alabar a todas las partes y construir una base común**: Tras elogiar a todas las partes es un aviso de que una gran cantidad de empáticos apenas recuerda. Usted debe recordar que, gracias a los demás altavoces, gracias a los oyentes y hacerles saber que usted aprecia la atención que le están pagando. A continuación, debe seguir adelante para establecer los puntos en común que todos tenemos.

Por ejemplo; Si quisiera rechazar el presupuesto propuesto por el presidente en una reunión de la junta. Me limitaré a ponerse de pie y dar las gracias al presidente y su equipo de presupuesto para sus esfuerzos. A continuación, pasar a los miembros de la junta de pacientes que tienen el interés de la compañía en el corazón. Por último, voy a proceder a explicar que 'aunque el presupuesto se ve impresionante, tiene algunas partes que nuestro brillante presidente y su equipo podrían tener que comprobar de nuevo.

¿Se imaginan el flujo de la conversación en la reunión? Nadie tendría un momento difícil rodar con la corriente, porque no tengo su corazón ya. ¡Y sin levantar las cejas, les he dicho que el presupuesto no es lo suficientemente bueno!

c. No sea trivial, ser serio desde el principio: Si desea llamar la atención de las personas absolutamente, no comience como un comodín. Comience por ir directamente al grano, no empezar a hablar de lo que vino a la mente cuando viste el coche del presidente. No les diga cuánto piensa que esto no es necesario, pero decide que decir que, de todos modos. Vamos a entender por su tono, su agitación y su insistencia en que realmente se siente que la reunión no debe concluirse sin plantear esta cuestión.

También debe tratar de no tener prisa. Tome todo el tiempo que pueda para desentrañar sus maravillas que les paso a paso, es una habilidad que sin duda debe tener como persuasor. No es fácil; se requiere un enfoque brillante. Es por eso que puede ayudarse a sí mismo por anotar sus puntos y la organización de cómo desea presentarlos antes de que se mantiene de pie para dar sus sugerencias.

d. **Apelar a su sentido de la emoción**; Mientras que sentarse y pensar acerca de las mejores maneras de presentar sus pensamientos, no se olviden de su emoción. La emoción es una poderosa herramienta que puede utilizar para ganar sus corazones. La mala noticia es que la mayoría de los empáticos se ponen demasiado emocional durante la presentación de su caso, y que a menudo pierden. Su público se da cuenta de que están recibiendo emocional y, naturalmente, asumir que están juzgando el estado de las cosas por sus sentimientos. Eso no debe ocurrir a usted porque usted ha leído este libro. Se espera que pensarlo cuidadosamente, saber cuándo hay que conseguir emocional y cuándo debe controlarse a sí mismo.

Por ejemplo, mientras que yo estaba tratando de empujar a que el presupuesto debe ser reducido, podría añadir una imagen como "damas y caballeros, pienso en el número de personal que despedirá si esto falla. Imagínese cómo este fracaso puede manchar la reputación de todos y cada uno de nosotros en los periódicos. Los medios de comunicación supondrían que somos corruptos y estábamos jugando deliberadamente con los fondos y las vidas de nuestros inversores ... ..."

¿Se imaginan a sí mismo diciendo que? ¿Todavía cree que la gente no le gustaría escuchar a usted? llegado fuera de él, se le persuadir a todos si utiliza los conocimientos adecuados en el momento adecuado.

e. **Crear una imagen**: Es importante crear una imagen en la cabeza y el corazón de sus oyentes mientras habla. Que vean lo que está hablando. Deje que su cabeza se llena de imágenes escalofriantes de lo que sucedería si se niegan a darle el sí que está solicitando. Vamos a entender que todo lo que está tratando de decir es lo que ellos pueden estar de acuerdo con usted en, porque pueden ver ellos también.

Si construye las palabras adecuadas lo suficientemente bien, incluso es posible que mucho tiempo después de que dejaron la sesión que tuvo con ellos, que les recuerde las imágenes que ha creado en su cabeza y que les gustaría escuchar más. No debería olvidarse que decirle. Cualquiera que sea la imagen, el énfasis y mensaje que está tratando de pasar debe ser cierto, esto es muy importante para que usted pueda obtener su público cada vez. La mayoría de los empáticos pueden ver las imágenes en su cabeza, pero nunca es suficiente. ¡Encontrar una manera de conseguir que en la cabeza de su público también!

f.  **No asuma** Esta no es la primera vez que voy a recordarle que no asume, es una lección de supervivencia clara; suposición puede ser fatal. Haga preguntas cuando usted no está claro sobre algo. No asuma que su esposa cambió porque se aburren de ustedes. ¿Y si hubiera algún problema en el trabajo? Esa es una suposición, a la derecha. Pero un empático podría ir a asumir casos no tan emocionantes, y es por eso que no deberían intentarlo.

g.  **Mostrar sus miedos y les destacar:** Bien he mencionado algo como esto antes en la conversación. Pero esto es diferente de apelando a sus emociones. Se trata de mostrar sus propias emociones. Empáticos son proveedores de soluciones, usted está criando de que hablar porque ha encontrado un problema que debe tenerse en cuenta, si usted tiene la solución o no. Es por esto que hay que ir a por todas para demostrar que no sólo sabe lo que está haciendo, que esté absolutamente claro al respecto.

Es una idea brillante a la lista de la ventaja de ir en contra de sus sugerencias, pero asegúrese de que usted pone mucho más énfasis en el peligro, y encontrar una manera de hacer que se hunda. Vamos a ir a nuestro caso el presupuesto de edad. Podría decir a los miembros del consejo: Si no reduces este presupuesto, vamos a ir todos hacia fuera para la inversión y vamos a tener ondulaciones de las ganancias si ganamos, ¿pero lo que si no lo hacemos? ¿Se arriesga a este valor de la inversión y poner en peligro a los 40 años de acremente de nuestra empresa?

Créame, sus oponentes le recibirán en la escalera y le dirá que usted hizo un gran trabajo en ese país, a pesar de que, estarían te castigan por ello. ¿Adivina qué? Puede persuadirlos sobre eso también.

h.  **Rocín:** Persistente no es una buena resolución. Es una manera estúpida de insistir en que algo es lo que quiere. Ya sea idiota o simbiótica, usted tiene que recurrir a ella si nadie está escuchando. Es necesario que se preparen y cambio del tipo que se apague y encontrar un sentarse un momento resortes de oposición. ¡Tránsito a la persona que lo haría Nag y hasta que alguien dice "bien!" ¿U otro grito "que es lo que quiere? ¡Multa!"

¿Se pregunta si molesta cada vez que puede traer? Por supuesto que, como siempre que se mantenga lo que es un paquete de declaraciones brillantes. ¿Dicho esto, se puede recordar que cualquiera que le guste tirar en una discusión porque estaban seguros de que le daría incluso cuando usted debe ganar? Tiempo para darles una sorpresa.

i. **Sugerir una alternativa**: La mayoría de las veces, no es ideal para argumentar sin tener una brillante alternativa para apoyar su reclamo. Todo esto es parte del trabajo, tomar todo el tiempo que necesite y pensar en una posible alternativa al problema en cuestión, tratar de ver si hay alguna manera se puede resolver ese problema antes de presentarlo a la otra parte. Eso es lo que hacen todos modos empáticos.

Hay que recordar, sin embargo; no es una necesidad de encontrar una alternativa antes de poder expresar su insatisfacción. Si se reflexiona sobre el problema y no se puede encontrar ninguna solución, entonces no es una mala idea para presentar su preocupación exacta para el equipo. También es necesario que se tenga en cuenta que su solución no es siempre la mejor. A veces, alguien podría tener una buena idea sobre el problema que usted ha señalado. Por lo tanto, se debe mantener un suelo flexible, a no ser que la solución es lo que en realidad se está tratando de lanzar a ellos.

j. **Tener confianza**: La confianza es suficiente para ganar una votación de no confianza. Bueno, parece que esto es lo que está tratando de ganar. Después de todo, era todo listo antes de que aparecieras con sus ideas. Sus oyentes pueden recoger una gran cantidad de su confianza a medida que indican su posición. Otra confianza de la gente obtiene de forma natural para nosotros. Esto es exactamente lo que va a hacer a ellos también.

Cada vez que usted está tratando de argumentar un punto, dejar que su confianza se expresa como usted camina arriba y abajo. Gesticulando con las manos y la elección de las palabras correctas en el momento correcto.

¿Ya sabes lo aturde? Hacer todas estas no le quita su naturaleza como un empático. No se necesita su estilo de vida lejos hacia el interior y no es ninguna razón por la que llegaría a ser menos emocional. En su lugar, sólo se puede salvar de la angustia de saber que algo no está bien, y sumergir sus manos todas las manos y las piernas para asegurar que peor de los casos no sucede. Ahora dime, ¿todavía piensa que no puede convencer a la gente en lo que ve en ellos? Saludos de nuevo.

# Capítulo 9: Un ejemplo de la vida real

¿Por qué no intentamos algo diferente? Hemos pasado todo el día hablando de cosas diferentes que afectan a la vida de un empático. Te he mostrado serie de maneras en que puede conseguirse de cada desastre como empático también. Pero he reunido todo desde mis años de investigación, no soy un empático, y ya sabes lo mucho que empáticos que amo. Como mi Nick en alta mar lee, "el empático de empáticos".

Pero ¿no sería más divertido si oímos directamente de un empático? Apuesto a que podría ser revelador. ¿Quieres saber de una persona que ha vivido toda su vida de los rodamientos que marca que se hace extraño de cualquier otra persona? ¿Quieres saber cómo otros navegaban sus días en medio de sus luchas emocionales y problemas que enfrentaron qué? Tal vez, usted comparte la misma experiencia y se podría decir que la forma en que resuelven los suyos. ¿No lo es? Yo sabía que iba a ser él y usted debería saber que no le decepcionaré.

Mi equipo se propuso en el país y se reunió con algunos empáticos, tuvimos entrevistas a través de muchos estados. Detallamos todo lo que oímos, y confía en mí, usted va a leer las partes más interesantes, detalladas y reveladoras de la vida de un empático, ¡divertirse!

Una entrevista con Myles Richard. (A Arte Estados Unidos Tratar Empata del Reino Unido)

(Todos sentados)

**Equipo**: ¿Hola, podemos conocerla señora?

**La señora Richard**: Sí, soy Richard Myles, un comerciante de arte internacional y se siente muy bien estar haciendo esto otra vez. (todo sonrisas)

**Equipo**: ¿Haciendo qué?

**La señora Richard**: Tener esta charla sobre la empatía. Muchas personas han entrado en mi oficina, desinteresado en hablar de mi negocio o de La Crosse, todo lo que quieren saber es lo que se siente ser un empático.

**Equipo**: ¿Todo el mundo sabe que es un empático?

**La señora Richard**: Bueno, no se puede ocultar una cosa así. La familia siempre había conocido mientras estaba creciendo. "Usted tiene un corazón de oro!" Padre diría, "¿los duro y dejar de actuar como una pequeña mariquita conducir!" Mi entrenador de La Crosse sería cerrar de golpe en la cabeza, y por mucho que lo intente, quedo de corazón abierto. No es tan difícil para todo el mundo para encontrar a cabo en el trabajo también.

**¿Equipo Entonces, usted está diciendo que uno puede ser un empático desde el nacimiento?**

**La señora Richard**: ¡Por supuesto! En el instante en que comienzan a crecer, todo el mundo empieza a ver que tiene un corazón para otras personas. Usted lucha y no le importa el trabajar a cabo sólo para asegurarse de que otros no se ven perjudicados. Uno se pregunta por qué no todo el mundo puede ser feliz y usted tiene una cosa especial para los débiles, pobres, dolor, e indefenso. Además, puede leer la mente.

**Equipo**: ¿Entorno de Can uno influye en su empatía?

**La señora Richard**: Voy a decir que sí, sin embargo, no sin excepciones. En la mayoría de los casos, lo que se ve alrededor, se puede influir en su empatía. Sus experiencias pasadas pueden hacer más amas a los demás. ¿Cuánto amor que recibe de sus amigos, familiares, la gente en general, esos factores pueden decir cuánto tendría que crecer a preocuparse por los demás incondicionalmente? Usted sabe, en el caso inverso, incluso cuando tuvo la experiencia no agradable al paladar durante su crecimiento, es posible que aún crecer al amor.

Todo el mundo te odiaba, había que valerse por sí mismo, los problemas aquí y allá, todo ello sin un amigo o cualquiera que se preocupe, puede que todavía crecer al amor. Como el dicho de que 'estar sin amigos puede mostrar exactamente cómo ser un amigo'. Así que ya ves, el medio ambiente puede influir en su empatía un poco, pero la empatía es innata, no se puede dejar de ser amable con la gente.

**Equipo**: ¿Cómo fue la vida creciendo como un empático?

**La señora Richard**: ¡Complicado!

**Equipo**: ¿De Verdad? ¿Cómo?

**La señora Richard** Ahora el ambiente me consiguió en esto. Crecí en una gran familia de 4. Mi hermana no es empático, sin embargo, ella no pasa de un narcisista. La puso en una clase poco más agradable. Crecí con estas personas que me querían, pero no tenía idea de lo que se trata de la empatía. Me mostraron amo, pero ellos piensan que la cantidad de amor que doy vuelta es muy rara. Amable con todos, no enojado, no exigiendo, sin discutir, y así sucesivamente ... Lo que un niño torpe. Me fue bien en la escuela, y no tuve problemas con mis colegas. Los chicos problemáticos rompieron sus casilleros, luchaban entre sí en clase y lloré por el perdedor herido. Lo odiaba cuando un maestro entró para decir que alguien hizo terriblemente en sus pruebas. A menudo me sentí mal y culpable al igual que de alguna manera, no debería haber dejado que esto ocurra.

**Equipo** Eso era de adolescente, ¿verdad?

**La señora Richard**: (Sonrisas) mucho antes. En la adolescencia, que era agradable a cada Dick y Harry y algunos chicos pensé que les gustaba especialmente. Estaría fuera después de la escuela por lo general, pero de vez en cuando, yo llamaría cualquier persona que no sus pruebas y preguntar si podía mostrarles después de la escuela. Muchos podrían golpear mi porque tenía poca capacidad de persuasión, pero unos pocos acordado, la mayoría de las veces, eran niños. Por lo tanto, me senté a cada uno según lo acordado y les enseñó. Me mirarlos y leer en su mente que pensaba que había algo especial en ellos. Más tarde, ellos me piden que sea su novia, pero yo estaba siempre seguro de que no sintió nada especial para ellos. Siempre fue difícil decir "no" a cualquier persona, sin embargo. No quería herir sus sentimientos. Yo simplemente sonreí fuera de esas conversaciones y temas desvió para el clima y sus zapatos grandes curiosos.

**Equipo**: Por lo tanto, no tenías la fecha, ¿no hay sexo en la adolescencia?

**La señora Richard**: Correcto. No me atreví a hacerlo. Las chicas de la clase siempre estaban hablando de ello. De vez en cuando, una chica caminaba hacia mí para asesorar sobre el guapo de alto nivel que la había estado preguntando hasta la fecha él. Una de ellas sería aquí para decirme sobre el chico con el que había tenido relaciones sexuales con una fiesta después de la semana pasada. Fue una experiencia emocionante para ellos, y compartió su felicidad. Cuidé la idea de meterse en la cama con alguien también. Pero no estaba seguro de que hay alguien en el mundo que lo haría con. Cada vez que me quedé mirando un macho, pensé que era atractiva, pero yo estaba seguro de que no lo haría con él porque no podía sentir una conexión especial con él, aunque él me había pedido que fuera su novia.

**Equipo:** ¿Llegaste a la universidad con ese hábito?

**La señora Richard**: Más allá. Tengo un trabajo en una tienda de arte y cada cliente quería hacer cola en mi soporte. Ellos confiaron en mis opiniones y que preferirían hablar conmigo o nada. Ellos aprecian mi arte y el hecho de que nunca me atreví a cobrarles exorbitantemente. Los hombres, las mujeres incluso me pidió que fuera su novia, pero era el mismo callejón sin salida. Se continuó hasta el hombre que se casó presenté.

**Equipo**s, por último, ¡ha contestado que sí a alguien!

**señora**. Richard: Vamos, ¿no debería? De todos modos, no lo hice. Nos dijeron que sí a la otra.

**Equipo**: Vamos a escuchar más.

**La señora Richard**: En el instante en que entré en la tienda por la mañana, el clima, el aire, la vida parecía ser diferente. Podía oler la bondad en el aire, pero mi jefe pensaría que tengo vuelto loco nuevo, así que guardé para mí.

Entonces, este joven apareció. Él recorriendo el lugar y no tenía idea qué elegir. Se dirigió a los rincones apartados de la galería y se quedó durante mucho tiempo. Unos pocos empleados pasaron por él y le dijo lo que piensan que debe comprar. Pero asintió y tomó ninguna de sus opciones. Entonces, no era yo detrás de él. "Pick eso", me señaló a un arte muy de una vieja mujer que da un abrazo de oso a su nieta. El me miró y sonrió. "¿Tiene una abuela?", Se preguntó y yo le dije que estoy en el trabajo, 'podríamos discutirlo en la cena'. Nos hicimos amigos y así fue como todo empezó. Él es un empático también.

**Equipo**: Ahora sé exactamente lo que me perdí. ¿Quieres decir que un hombre es un empático también?

**señora**. Richard: Sí, es difícil pensar que los hombres lloran cuando escuchan sus historias. La sociedad piensa poco de ellos, y es por eso empáticos mayoría de los hombres no les gusta salir como uno.

**Equipo**: Oh, eso es fascinante. No se puede ser más feliz desde entonces. Pero justo antes de discutir lo que se siente como pareja, Hablemos de su desarrollo personal. ¿Lo que era la vida para usted?

**La señora Richard**: Mis maestros, los padres, todo el mundo pensó que yo era muy emocional, pero era más. Lloraba cuando nuestra pequeña mascota fue atropellada por un coche por la calle, cuando mi hermana lloraba porque tenía malas notas. "Deja de ser tan emocional", fue lo que todo el mundo tenía que decir. Me iba a caer enfermo en el instante en que nadie se enfermó en la casa, y me vienen abajo con la misma dolencia. Esas cosas se me preguntaban si 'ser altamente emocional' es lo único que tengo.

Mientras me esforzaba por entender lo que soy y por qué estoy tan diferente, me paso todo mi tiempo libre en mi habitación, a solas. Yo estaba en mi cama y cerrar los ojos con fuerza. Creo que puede penetrar la atmósfera mi alma y decir las cosas para mí. No me pregunte lo que debido a que podría ser difícil de decir. También me paso el pensamiento sobre la vida de otras personas, y preguntando lo que debería haber sido o lo que sería un mejor paso en sus vidas, y así fue como pasé mi infancia.

Me tomó mucho tiempo entender lo que me estaba pasando. Estaba fuera de la escuela secundaria ya, y en la parte superior de mi próximo plan era un diploma. Me hice muy curiosa acerca de mí mismo, preguntándose por qué yo era el único que vio cosas. Yo era el único que veía las cosas de manera diferente en la casa, como si estuviera de algún extraño planeta aparte. Investigué, vi un consejero y luego descubrí el planeta de la empatía. Me encontré con el concepto de contagio emocional. Esa es la tendencia a ponerse en contacto con la emoción de otra persona. He descubierto por qué las emociones de otras personas siempre se me demasiadas veces y su energía llenaría mi espíritu.

**¿Equipo Entonces, usted creció preguntando quién eres y por qué son diferentes?**

**La señora Richard** Eso es prácticamente justo, y se podría decir que pasé dibujo de la energía de otras personas y la solución de sus problemas.

**Equipo**: Siempre fueron llenadas por la energía de otras personas, ¿qué significa esto y cómo hizo para superarlo?

**La señora Richard:** Esa es una gran charla, y todo se reduce al contagio emocional que he explicado anteriormente. Me di cuenta de que si estaba triste o feliz no importa el momento en que escuché a los problemas de otras personas. Me gustaría llegar a ser completamente llenado por sus sentimientos. Si fueran feliz o triste, sería llegar a mí. Ni siquiera tengo que oírte decir nada antes de quedar subsumido en su energía. Si camino por usted y vi a un ceño fruncido en su cara, me gustaría pasar todo el día preguntando por qué no estaba satisfecho, me ceño sin saberlo. Si está satisfecho, estaría lleno de su luminosidad en ese mismo camino.

El problema con esto es que las personas son casi felices. No es el crédito, hipoteca, borracho esposa, hijo sordo y así sucesivamente. La mayoría de la gente tiene una razón para estar triste, y eso es lo que llevan en sus caras. Por implicación, eso es lo tomo demasiado. Me di cuenta de que esta energía no siempre era bueno para mí. Se echa a perder mi exuberancia y que no mejora a medida que más trato con las personas que tenían la energía negativa. Empecé a encontrar formas de proteger mi energía y hacen prosperar por encima de mis problemas. Me cuenta de que necesitaba una fuerte capacidad de persuasión también. Las personas descartan mis sugerencias con facilidad, a pesar de que resultó ser correcta en la mayoría de los casos. Mis compañeros de trabajo y mis amigos no siempre entienden lo que veo también. Cuando trato de hablar al ver lo que veo, que creo que es un farol y no es nada de qué preocuparse. Esos eran los problemas que me propuse resolver.

¿Qué he hecho? Entré en contacto con un entrenador tantra que me guio a través de mi autodescubrimiento. Empecé a comprender lo que significa vivir en mi propio poder, mi propia energía. Mi entrenador personal también me aconsejó; "Usted debe tratar a tierra el alma cada vez que se siente abrumado por la energía de otras personas. Hice los entrenamientos y seguido las instrucciones a través de mis días universitarios. Además, me encontré con coches de la vida que me aconsejó en las habilidades de las tendencias. a veces, "aprender a darle la lata hasta que le dan un sí", ser un buen oyente y tratar de proporcionar una alternativa a lo que se ve. He leído un montón de libros buenos también.

Al final de las lecciones, sabía que era un empático diferente. Me convertí cambiado y que estaba menos absuelto en la energía de otras personas. Podía escuchar más y ofrecer sugerencias y la gente no pensaría que es un farol. Es por eso que la gente se emocionó al escuchar mis sugerencias y ellos están encantados de usarlos en mi tienda de arte.

**Equipo**: ¿Cómo se empáticos asesoramientos para encontrar a sí mismos para que puedan vivir una vida emocionante?

**La señora Richard**: Si usted es un empático y está teniendo problemas para encontrar a sí mismo. Mi primer consejo es que usted debe tomar todo el tiempo que necesita para encontrar a ti mismo. Se paciente. A continuación, tomar clases de tantra, lo que realmente ayudará a descubrir a sí mismo. Aprender para conectarse a tierra y construir un equipo de personas que la vida del envase su espíritu. Hay algunas personas que se preocupan, por cierto. Háblales. Vamos a entender lo mucho que los necesita para mantenerse vivo y vibrante. Manténgase alejado de personas negativas también, y asegúrese de pasar algún tiempo para ordenar a ti mismo, solo.

**Equipo**: ¿Qué hay de su vida del amor?

**La señora Richard**: Mi vida amorosa es la parte más sorprendente de toda la historia. Mi marido sabe soy un empático, y no tenía problemas para llegar a saber que es uno también. Encontramos que sea fácil de hablar unos con otros, y, a veces, a mantenerse alejados el uno del otro. Hemos oído historias de empáticos que no vivía en un dormitorio con su pareja, pero eso no era nuestra historia, estábamos juntos cuando podríamos ser. Mi marido a menudo pensar en mis problemas, encontrar soluciones para mí mientras que pasé mi tiempo pensando en sus propios problemas. Así, Siempre me divierte cuando entra en la habitación para decirme que había encontrado por fin la solución a lo que debería estar preocupado. En su propio caso también, le emociona. Siempre estábamos pensando en otras personas, y, por último, estamos en los pensamientos de alguien por lo menos.

Una gran cantidad de otras personas todavía se acercan a nosotros para asesorar, y mi marido no le importa si tengo un chat privado con un hombre. Se puede jurar por su vida que no voy a engañar, yo también puedo. Por lo tanto, no fue tan difícil en el matrimonio.

**Equipo**: ¿Cuál es su última palabra sobre la empatía?

**La señora Richard:** Eres muy afortunado de ser un empático. Usted y yo podemos ayudar a la gente a vivir una vida feliz. Podemos resolver problemas y podemos hacer que nuestras voces conocidas sin comprometer nuestra naturaleza. Encuentra tu voz, descubrirse a uno mismo y seguir los consejos de los expertos. La vida es una experiencia que va a disfrutar.

# Conclusión.

¡Uf! ¡Esa fue una larga conversación! Pero eso era bueno también. Si usted, o su hijo es un empático y que acaba de leer cada palabra de este, apuesto a que acaba de descubrir un montón de cosas diferentes sobre sí mismo. Ahora entiendo lo que eres, y lo que la vida podría parecer, mientras que todavía está creciendo.

Usted sabe lo que debe y no lo ha hecho en diferentes casos. Se puede imaginar cómo era la vida como un empático en los viejos tiempos y hoy en día, se puede decir qué tipo de empático que eres. Usted sabe que las diversas formas en que puede resolver sus problemas y la mejor manera de ayudar a su energía prosperar. Estoy seguro de que te dije lo que puede ser la vida en el sexo, las relaciones y el trabajo. Desde luego, dije lo que se puede esperar en el trabajo también. Hubo una larga lista de diferentes estilos que puede emplear para persuadir incluso a sus oponentes.

¿Algo más? Estoy muy seguro de que tiene todo lo que necesita para disfrutar de la vida como un empático brillante que eres. Si le parece que es otra cosa que necesite, confía en mí, que se oculta en esas páginas, a través de ellos de nuevo. Si aún piensa que hay algo más, sin embargo, estaré encantado de atenderle. Espero ser capaz de ayudarle a, bye, y recordar a caer algunos comentarios muy buenos, ¡gracias!

# Pensando demasiado

Cómo ordenar y deshacer tu mente. Aumenta rápidamente tu autoestima con meditación, inteligencia emocional, PNL y mucho mas [Overthinking, Spanish Edition]

Aníbal Mida

# Tabla de contenido

# Introducción

Felicitaciones por la compra pensamiento excesivo y gracias por hacerlo.

Los siguientes capítulos discutirán ampliamente en lo que el pensamiento excesivo, es decir, los peligros y las consecuencias de pensar demasiado y cómo volver a cablear el modo de pensar de pensar en positivo y mejorar la autoestima.

El pensamiento excesivo es un crítico y un problema mundial que tiene mil millones de personas afectadas. Muchas personas no saben lo que está en la superficie, pero no tienen un conocimiento profundo de cómo satisfacer a nuestra mente. De hecho, la mayoría de las personas que viven en el mundo no tienen una idea de que son pensar demasiado. El pensamiento excesivo no es una enfermedad, sino un hábito poco saludable que nos lleva a nada bueno. Es más peligroso y potente que las armas nucleares.

Entonces, ¿cómo sabes que vas a pensar demasiado en cuestiones? ¿Cómo sabes que no estás pensando demasiado? ¿Cómo sabes que su mente está sana y que no está sufriendo de problemas relacionados con un volver a pensar? ¿Lo que hace que el pensamiento excesivo? ¿Cómo se puede pensar demasiado reducido? ¿Tiene algún efecto psicológico, emocional o física de la víctima afectada? Estos y muchos más son lo que este libro trata de exponer.

Además de pensar demasiado, este libro también se ocupa de lo importante que es mantener una mentalidad positiva, no sólo en un ambiente de trabajo o la escuela, pero en cualquier lugar que vaya a y mantener todo el tiempo. El problema de desorden es nuevo, otro problema global que afecta a los niveles de productividad y la concentración de las personas. En un lugar de trabajo, la escuela, los sitios industriales, comercios al por menor, que tienen una mente desordenada resultados al progreso cero. Una mente desordenada está bloqueando a sí mismo de ver las oportunidades y el reconocimiento de ellos. Este libro explica críticamente lo que estorba estos son, por qué están presentes, que los consigue, de efecto y posibles soluciones sobre la manera de detenerlos. Una de las soluciones, como se explica en detalles en este libro para detener su mente de ser estorbado es mediante el pensamiento positivo. Le explicamos cómo esta reducir una mente desordenada,

Las personas que se asocian con la también tienen una influencia sobre ti. La asociación con los negativos le descarrilar el logro de sus metas y convertirse en productiva. El mantenimiento de un círculo positivo, por el contrario, es ventajoso y, con mucho, lo que tiene que ser progresiva. Este libro discute consejos sobre cómo superar estas personas negativas y cómo atraer positividad en su vida.

Muchas personas no son conscientes de que el medio ambiente tiene un efecto psicológico en una persona. Cómo desordenado es un entorno determina su nivel de trabajo de entrada como de salida. Este libro habló sobre los efectos psicológicos estos estorban tienen sobre una persona y formas Para suprimir un entorno para la salida máxima. Este libro proporciona toda la información útil que necesita para suprimir elementos de su mente y liberarla de las garras de pensar demasiado. Con consejos prácticos enumerado y explicado en este libro, que, como el lector está seguro de tener un impacto positivo después de la lectura.

¡Hay un montón de libros sobre este tema en el mercado, gracias otra vez por elegir este! Se hicieron todos los esfuerzos posibles para asegurar que está lleno de información útil tanto como sea posible, por favor, ¡disfrutar!

# Capítulo 1: Sobre pensar

**¿Cuál es el pensamiento excesivo?**

No existe una definición compleja de lo que el pensamiento excesivo es. Simplemente significa pensar demasiado, incluso cuando es innecesario. Al analizar más las cosas, o tiene pensamientos repetitivos, en lugar de realmente actuando, simplemente está pensando demasiado.

¿Usted puede preguntar, "está pensando demasiado saludable? ¿Qué hacer pensar demasiado a una persona?". La verdad es una persona que piensa más es para nada bueno. Se obstaculiza su capacidad de progresar, le impide hacer ciertas decisiones que conduzcan a que el logro de sus objetivos, y le mantendrá estancada. En su lugar, se mueve en círculos. Como una persona en un bucle. Una persona sobre pensando no es eficiente y totalmente indeciso. A veces, él / ella dice que es útil para el cerebro. ¡No, no es! Una persona que sobre pensando generalmente se preocupaba por las cosas que están fuera de su control.

En ciertas situaciones, a veces, es bastante inevitable pensar. Cuando algo malo sucede o terribles, no puede ayudarse a sí mismo, sino que piense y luego, se termina pensar demasiado. Cuando se ve a sí mismo en los mismos errores, no puede ayudarse a sí mismo, sino a pensar demasiado. Con la esperanza de que una posible solución podría simplemente subir. Usted comienza a cuestionarse a sí mismo y un montón de cosas acerca de usted. En este punto, los pensamientos negativos comienzan a invadir su mente. patrones de pensamiento negativos, las emociones negativas devoran a su facultad de pensar y se quedan atascadas en sólo en busca de una solución. Todo en nombre de pensar demasiado. La mayoría de las veces, es posible que probablemente terminará no dar con alguna solución. Usted acaba de perder su tiempo y energía en pensar demasiado. Nunca es una solución a cualquier problema. Cuanto más se cae, más se siente enojado, insatisfecho, decepcionado y triste. Tenga en cuenta que el pensamiento no es un problema, pero cuando pensar demasiado, se convierte en uno.

**Los signos de pensamiento excesivo**

Cuando usted está involucrado en el pensamiento excesivo, es posible que no lo sepa. Por lo tanto, es esencial que reconozca las señales que hacen que un pensamiento excesivo. A continuación, se presentan los signos básicos adecuados. Estas señales le ayudarán a darse cuenta de que el pensamiento excesivo hace más daño que bien.

- Tengo problemas para dormir porque mi cerebro no va a obtener un descanso.
- Revivo embarazosa situación una y otra vez.
- No puedo conseguir yo a dejar de preocuparse por mis problemas.
- Cuando alguien dice o hace algo no me gusta, sigo repitiendo en mi cabeza.
- Pasé un montón de tiempo a preocuparse por las cosas que no puedo controlar.
- Me libero constantemente mis errores.
- Me paso mucho tiempo en preocuparse por el significado oculto en lo que digan de mí.
- Les pido un montón de lo que "si "preguntas sobre mis acciones y eventos en mi vida.

Una persona que sobre piensa tiene dificultades para contribuir a una conversación. Él / ella está ausente de mente y cuando finalmente se recupera de pensar demasiado, se puso fin a la conversación. La persona comparará continuamente a sí mismo / a sí misma a la gente de su edad o de su alrededor en todas las ramificaciones.

**Tipos de pensamiento excesivo**

Dos tipos de pensamiento excesivo son comunes; reflexiones y preocupaciones futuras pasado.

reflexiones pasado es simplemente insistir en los acontecimientos del pasado. Ejemplo; la muerte de un ser querido, un error, etc. Estos eventos no pueden salir de su mente, de modo, que acaba de seguir pensando demasiado.

preocupaciones futuras está pensando en el resultado de los acontecimientos en el futuro. Las incertidumbres son a nublar su mente y no se puede dejar de pensar en los peores escenarios posibles. Sus pensamientos comienzan así: "¿y si lo hice o hago esto?" "Está tomando este paso lo que hay que hacer?" "¿Por qué debería dar este paso?". Tal persona está preocupada acerca de eventos futuros y si él / ella es capaz de lograr ciertos objetivos. Y entonces, todos sus pensamientos se vuelven negativo.

Las personas que experimentan problemas sobre pensando generalmente tienen algunas cosas en común, su medio de vida y calidad de vida se pone en peligro. La capacidad de controlar sus emociones se pierde, y tienen un tiempo difícil, hacer amigos. Su vida social se ve comprometida, y que luchan para comunicar sus sentimientos, emociones, o compartir sus problemas con la gente. Sobre pensar crea problemas integrales para usted y puede tomar un peaje en su vida personal.

### Relación entre el pensamiento excesivo y trastornos psicológicos.

Puede que le interese saber que el pensamiento excesivo se ha relacionado con trastornos psicológicos, como trastornos de ansiedad y depresión. La mayoría diagnóstico de salud mental, incluyendo la de los trastornos de ansiedad como el trastorno de estrés postraumático, SAD, fobias, todos tienen reflexiones constantes o pensar demasiado como su potencial de los síntomas. Una persona que es obsesivo podría desencadenar un trastorno mental. Los que tienen trastornos mentales y siempre son distraído. Volvieran a vivir el pasado constantemente.

Los trastornos de ansiedad son el tipo más común de los trastornos emocionales. Cuando la ansiedad alcanza un nivel desproporcionado, se dice que una tal persona sufre de un trastorno de ansiedad. Debido a que su cerebro está siempre está preocupado por lo que viene a continuación, o lo que no es, se dispara sobre pensando y la ansiedad. Sobre pensar es un síntoma sobresaliente de una persona que sufre de un trastorno de ansiedad. La ansiedad y el pensamiento excesivo se entrelazan.

Por lo tanto, si usted nota que pensar demasiado, puede ser un signo de un problema de salud mental.

### Efectos del pensamiento excesivo

El pensamiento excesivo tiene muchos efectos sobre la persona afectada. Afecta a la capacidad de la persona para funcionar. Afecta a la capacidad de la persona para funcionar en el trabajo, la escuela, o en un entorno de construcción. La persona afectada está preocupada por algo, incluso si no hay absolutamente nada de qué preocuparse. Hay una pérdida general de la autoestima. Usted se ve como inferiores a otras personas y que siente que está constantemente amenazado por alguien que no es uno.

Efectos de sobre pensar incluye;

### menos creatividad

Al pensar demasiado, que tienden a ser menos creativos. El cerebro funciona mejor cuando está tranquilo y sin ser molestado por ningún pensamiento vigoroso. Pensar demasiado, por el contrario, es destructiva y perturba los procesos cognitivos del cerebro. Se puede hacer pensar en nuevas soluciones y nuevas ideas, un reto.

### Esto causa el insomnio

Es obvio que mientras que usted está pensando en un evento o el otro, le resultará difícil conciliar el sueño. Su cerebro y el cuerpo necesidad de estar en un estado de calma antes de poder dormir. Pensar demasiado, por el contrario, actuar como disuasión. Usted se convierte en mentalmente agotado y comienza a sufrir de la privación del sueño.

### Aumenta el nivel de estrés

El pensamiento excesivo no sólo viene desde el aire. Se necesita algún tipo de energía mental para hacer eso. Lo curioso es que conduce a la nada, aparte de hacer hincapié en sus cerebros que habrían sido desviados a algo más productivo y orientado a objetivos.

Sobre pensar causas del estrés y la fatiga mental mediante la liberación de la hormona del estrés, el cortisol. El cortisol es la respuesta del cuerpo al estrés. Por lo tanto, cuanto más hincapié en el cuerpo, más la hormona se produce, lo que hace que el cuerpo se agota más.

Recordamos, hablamos de la relación entre el pensamiento excesivo, la depresión y la ansiedad. El estrés es un síntoma y una reacción a ellos. Al pensar demasiado, se vuelven ansiosos y esta respuesta de disparo voluntad.

### Afecta su apetito

El pensamiento excesivo puede tener un tremendo impacto en su sistema digestivo. El pensamiento excesivo provoca estrés, que a su vez crea problemas gastrointestinales. Sólo se va a comer juncos y otros alimentos poco saludables que es perjudicial para su salud.

### El pensamiento excesivo afecta a su piel

El estrés es un descendiente de pensar demasiado. Cuando se cae él, que afecta a una gran cantidad de ingredientes y estructura que es responsable de mantener su piel sana y brillante piel. Trastornos de la piel como dermatitis, psoriasis son efectos comunes de pensamiento excesivo.

### Su sistema inmunológico se ve afectado

El pensamiento excesivo afecta el sistema de defensa natural de su cuerpo, por lo que es susceptible a las enfermedades e infecciones. Esa es la razón por la cual la mayoría de las veces, se enferman cuando se está estresado.

## Aumenta las posibilidades de tener una pérdida de memoria

Sobre pensar puede nublar sus juicios y su proceso de toma de decisiones, debido a que su memoria se ve afectada. Una persona que está reviviendo los acontecimientos en el pasado consigue su / su memoria atrapado en esos eventos. Tal persona pierde contacto con la realidad actual y, por lo tanto, aumenta su / sus posibilidades de tener una pérdida de memoria.

## Afecta a su proceso de toma de decisiones

A veces, cuando más de analizar posibles soluciones a un escenario, se termina o no tomar la decisión correcta o no tomar la decisión en absoluto. Se trata de un concepto llamado parálisis de análisis.

Es incapaz de tomar ciertas decisiones, ya que está analizando todas las posibles posibilidades de lograr un fracaso. Incluso cuando no tomar tales decisiones, se hace el mal porque sus pensamientos han conseguido todo mezclado con la negatividad y la incertidumbre. "¿Qué pasa si esto y que no va bien?" "¿Cuál será el resultado si tomo este paso? Preguntas como esta le impide tomar acción al final del día. Una persona que piensa en exceso le resulta difícil tomar riesgos, no importa lo poco que sea. Esto es así porque en cada cruce, tal persona es encontrar un resquicio para el fracaso. Tomar riesgos es parte del éxito. Cada persona de éxito por ahí ha dado un riesgo o la otra. En un momento en el tiempo, podrían haber fallado en realidad, pero eso no fue el final. Una persona que nunca piensa en exceso ve las cosas de esa manera.

## El pensamiento excesivo es la base de los problemas de salud

El estrés emocional, que es la secuela de sobre pensando desencadenantes muchas enfermedades de salud que no se puede imaginar. Sobre pensar causas; dolores de cabeza, mareos, náuseas, e incluso un paro cardíaco. La depresión se convierte en el orden del día, si no es tratada.

## Esto causa problemas de salud cardiovascular

La presión arterial alta, dolores en el pecho, son algunos de los problemas de salud cardiovascular un volver a pensar causas. Sobre pensar también hace que sus vasos sanguíneos para ser más delgada, por lo que es difícil que la sangre fluya correctamente, y causa varias otras glándulas a funcionar mal tiene también.

### Una persona que piensa en exceso aumenta el riesgo de morir prematuramente.

La investigación ha demostrado que las personas que murieron a una edad temprana tienen un menor nivel de una proteína llamada REST. Esta proteína es conocida para calmar el cerebro, en caso de que se vuelve hiperactivo. Si usted es un sobre pensador, corre el riesgo de su salud de la reducción de sus niveles de proteína REST, lo que significa que está poniendo su vida en riesgo de morir prematuramente.

### Sobre pensar aumenta el riesgo de alopecia

¿Notado que la mayoría de pensar demasiado tienen cabezas calvas? Bueno, todo se reduce a pensar demasiado. Al pensar demasiado, el cabello se cae a un ritmo mucho más rápido.

# Capítulo 2: Causas de pensamiento excesivo

El pensamiento excesivo es un problema grave que afecta al 80% de la población mundial. Es bastante normal para el ser humano para pensar, pero cuando nos sobre pensar temas, eventos y situaciones, se vuelve poco saludable y conduce otras cosas poco saludables en nuestras vidas.

Entonces, ¿qué son entonces las causas de pensar demasiado? ¿Cuáles son los factores que desencadenan su existencia en la que los seres humanos?

## Falta de autoestima

Cuando la fe perder y cree en sus capacidades para competir contra otras personas, usted comienza a pensar demasiado. Una persona que carece de autoestima constantemente se ve como lo suficientemente bueno inferior y no. Él / ella piensa que no merecen estar donde están. Ellos asumen las personas los critican a sus espaldas. Se sienten gente mira hacia abajo sobre ellos todo el tiempo, a pesar de lo contrario puede ser el caso. cuestiones tales personas piensa en exceso y pueden incluso retirar a sí mismo / a sí misma por parte del público. A continuación, se disocian de cualquier forma de socialización. Cuando falta la confianza para hacer algo, se empieza a imaginar cosas. Usted comienza a imaginar a sí mismo como un fracaso. Cuando se complementan para hacer algo bueno, se siente que es una forma de broma. Usted asume que no tiene lo que se necesita para tener éxito en el mundo real. Entonces tú,

## Temor

¡Si! El miedo hace que pensar demasiado. El miedo a lo desconocido, miedo a un evento en particular hacia el sur, temor a equivocarse, el miedo de perder a un ser querido son todos síntesis de pensar demasiado. Pensar demasiado tienen este deseo ardiente por el perfeccionismo, así, pueden no aceptar nada menos que eso. No se equivocan, el fracaso no es una cosa bien, pero la gente que falla sensación pensar demasiado, sólo demuestra lo malos que son. Ellos no ven el fracaso como algo inevitable y algo que usted debe aprender. Cuando usted siente que su casa puede ser robada en cualquier momento, ya que han experimentado un incidente de este tipo, se empieza a pensar demasiado en ese momento. Incluso cuando se está seguro, usted todavía siente que su vida está amenazada, de un modo u otro. El miedo también puede nacer de comportamientos irracionales. Por lo tanto, no tiene que entrar en un patrón. A veces, personas que viven en constante temor a su vez a los depresores y alcohol para suprimir sus pensamientos negativos. Y luego, se convierten en adictos y alcohólicos.

## Ansiedad

Estar ansioso no es malo. Esa es una de las cosas que nos hace humanos. Sin embargo, cuando llegamos a ser excesivamente ansioso, se convierte en un problema. En este caso, esa persona es un sobre pensador. Tal persona está preocupada por el resultado de los acontecimientos, lo que conduce a análisis y más análisis. Presión establece en y, a continuación, que se estresan. Las personas que piensa en exceso sienten que tienen que tener el control absoluto, sobre todo, incluyendo sus futuros. Ellos no pueden hacer frente a lo que depara el futuro para ellos, por lo tanto, se obsesionan y luego, piensa en exceso. Tienen miedo de resultados negativos, los cuales hacen que se contemplan en lugar de dejar que sea. A veces, la ansiedad afecta a su proceso de toma de decisiones porque piensan demasiado.

## Falta de confianza

La falta de confianza en su persona es otro factor que hace que pensar demasiado y afecta el proceso de toma de decisiones. Debido a que usted tiene miedo de tomar la decisión equivocada, a analizar las situaciones hasta que se han acumulado tantas opciones en su cabeza. Al final del día, no es capaz de tomar una decisión de sus opciones disponibles. Todo debido a que no confían lo suficiente como para seguir adelante. Su cerebro se bombardea con varios pensamientos y se siente confundido y mentalmente agotado incluso para llegar a una solución. Usted es sin duda un sobre pensador si se va por este proceso.

## Trauma

Ya se trate de un trauma emocional o psicológica, esto puede causar una persona a pensar demasiado. Por ejemplo, una víctima de violación siempre va a revivir esos momentos cuando él / ella fue violada sexualmente. Tales encuentran a una persona que sea difícil para formar relaciones saludables con el sexo opuesto, debido a la experiencia. Un individuo es un traumatizado sobre pensador y se separarlo / a sí misma de la socialización con la gente, especialmente del sexo opuesto.

Aparte de abuso sexual, una persona traumatizada puede revivir los momentos que él / ella perdido un ser querido. Por ejemplo, la muerte de un cónyuge puede hacerte pensar demasiado esos momentos especiales que compartieron con dicha persona antes de su muerte. Usted está rumiando constantemente las posibilidades y escenarios de ahorrándole tales personas si estuviera allí. Se empieza a hacer preguntas acerca de un posible escenario de este tipo, "si yo estaba allí, probablemente se habría vivido más tiempo". La mayoría de las veces, que tienen dificultades para traer de vuelta al presente. Le resulta absolutamente difícil desprenderse de sus pensamientos, porque se siente agobiado.

## Depresión

La depresión y el pensamiento excesivo son como cinco y seis. La pérdida y la frustración, la tristeza, son todos factores que causan la depresión. Y cuando se deprime, su comportamiento se vuelve rige por pensamientos pesimistas, lo que da forma de pensar demasiado y problemas de concentración. La depresión también, da paso a medicamentos, alimentos, cigarrillos, y la dependencia del alcohol. El trauma es otra causa principal de la depresión, ya que usted abandona en los pensamientos del pasado. Una persona deprimida, a veces sufre de problemas de desrealización. Él siente que el mundo es irreal, plana, sin brillo, y extraño y se siente alejado de la realidad.

## Finanzas

Si son bajos en las finanzas, se rompió o se dio cuenta de que perdió una inversión a sitios fraudulentos, lo más probable es que son propensos a beber lejos sus problemas en un bar y pensar demasiado. La mayoría de las personas se recuperan de esto, sin embargo, mientras que otros viven en su pérdida y situación de totalidad.

## Obsesión

Preocuparse incesantemente por el bienestar de una persona se conoce como obsesión. ¿Por qué es normal que la preocupación y el cuidado de un ser querido o algo así, ser obsesivo sobre tales personas o algo no es saludable y que te hace pensar demasiado? Incluso cuando la persona que cuida es justo a su lado, se asume que cuando una persona sale de este tipo, algo que podría suceder a él / ella. las personas obsesivas a menudo desarrollan un tipo de trastorno de ansiedad porque se ven inmersión en sobre pensando cada vez.

# Capítulo 3: La sobrecarga de información

El cerebro no está diseñado para procesar un conjunto de información al mismo tiempo. Cuando el cerebro está pensando en varias cosas al mismo tiempo de proceso, el cerebro se estresa. Cuando se estresa su cerebro, su funcionalidad se reduce. Su productividad se reduce casi a cero. Esto se debe a que su cerebro se confunde acerca de la información que realmente proceso.

El término sobrecarga de información simplemente significa la abundancia de suministro de demasiada información. Es obvio que vivimos en la era de la información, donde tenemos acceso a las noticias sin fin, vídeos y otros. La tecnología y la era digital ha hecho posible que la información sea al alcance de nuestras manos. Los medios sociales y el Internet son ampliamente considerados como los factores más influyentes en este sentido. Estamos más expuestos a la información y consumir información diaria. Existe una dependencia más en la información. La gente se conecta a Internet para el acceso de información uno o el otro. Hay más información ahora para absorber lo que eran, 10, hace 15, 20 años. Se espera que el cerebro, que es el centro de procesamiento de absorber y procesar toda esta información a la vez. ¿Cómo es posible eso? Como se ha explicado al principio de este capítulo, el cerebro está configurado para sólo manejan tanto como fuera posible. Se limita a la cantidad de información que puede almacenar en su memoria. Entonces, nosotros tenemos la mente que presta atención a alrededor de tres a cuatro a la vez. Cualquier cosa más allá de eso es suicida. Usted se convierte en fuera de foco, sus pensamientos se vuelven claro y su proceso de toma de decisiones se hace más lenta y más pobre. La complejidad de la información hace que el tomador de decisiones se enfrenta a dificultades en la determinación de la siguiente mejor acción posible tomar. El tomador de decisiones razonamiento cognitivo es usurpada por la cantidad de información que ha tomado. El tiempo y los recursos se desperdician y su decisión de decisiones rendimiento se reduce al mínimo. Es posible incluso presenciar una parada cerebro. En ese momento, usted no puede pensar en nada. Usted está a sólo allí. Se llevará algunos segundos antes de darse cuenta dónde está y lo que piensa hacer. Esa es la experiencia de las personas con exceso de información se someten.

Si usted quiere hacer las cosas más rápido y ser más creativo con su pensamiento positivo, es necesario reducir la cantidad de información que está asimilando. Es necesario poner límites a la cantidad de información que está absorbiendo. Al hacer esto, usted está gastando menos tiempo en conseguir tareas hechas.

### Las causas de la sobrecarga de información

Varias causas de la sobrecarga de información abundan. Hay tantas causas como son los beneficios. Estar al corriente de las últimas noticias no es un problema. El problema aquí es que estamos tomando tanto que nuestro cerebro no puede procesar. Nadie es capaz de tomar tantos como miles de noticias todos los días. Entonces, ¿por qué seguimos hincapié en nuestro cerebro a cabo a pesar de que ha llegado a su límite? Cavando en busca de información puede ser abrumador, y conduce a la confusión y, por supuesto, la sobrecarga de información.

Las causas de la sobrecarga de información incluyen;

La presión para mantenerse al día - Uno siempre quiere ser el primero en saber cuándo algo ha sucedido. Factores como el aburrimiento también es responsable de esto. A mantenerse pegado a los medios de noticias y siempre quiere algo de consumir para satisfacer su aburrimiento. Usted está inmerso en el flujo de información, ya que son presionados para conseguir una cosa o la otra. En la búsqueda de saber más, en realidad se está dando a sí mismo el exceso de información, que te deja deprimido, estresado y confundido la mayoría de las veces.

La abundancia de canales de información que están disponibles para nosotros - Teléfono, correo electrónico, las redes sociales son fácilmente los canales más utilizados para la difusión de información. Correo electrónico, por ejemplo, recibe más de 300 mil millones de mensajes de correo electrónico en todo el mundo todos los días. La gente tiene problemas constantemente pasando a través de sus mensajes de correo electrónico, para seguir el ritmo de los correos electrónicos entrantes y filtrado de mensajes de correo basura, así como eliminar los mensajes no deseados. Los lugares de trabajo, las empresas, las compañías se centra en el uso de correos electrónicos para llegar a mil millones de consumidores, trabajadores y socios de negocios. Millones de personas de inscripción para los boletines de noticias en los sitios web para recibir las últimas noticias acerca de un nicho con los mensajes de correo electrónico. La cantidad de una información se expone a través de los canales hace que sea difícil para la persona a pensar con claridad. ¿Imagínese la filtración de su casilla de correo electrónico durante todo un día? Podría tener un impacto en su proceso de pensamiento.

Lo mismo vale para el canal de medios de comunicación social. Los mil millones de datos se transmiten a través de este canal de todos los días y esa es la razón detrás de la sobrecarga de información. Ver diferentes puntos de vista sobre temas. Algunos que parecen confundir y algunos que parecen un insulto. Estas cosas pueden causar sobrecarga de información, ya que será arraigada en sus pensamientos, el análisis de la información consumida, los diferentes puntos de vista, y las reacciones en la materia.

Jornada para difundir y compartir información con amigos y colegas - Usted quiere estar en el círculo de la "sabe". Uno siempre quiere ser la primera persona para compartir una información con un amigo, colega o un familiar y ser etiquetado como "el centro de información". El rápido crecimiento de las aplicaciones y canales de difusión como otras redes de medios sociales Facebook y ha influido mucho en la búsqueda de información Exceso de acciones con otros usuarios. ¿Quieres ser la primera vez que siempre dan en el botón de acción o el botón de mensaje? Los medios de comunicación social crean una distracción como la gente se consumen por la cantidad de información disponible para ellos, tanto que se convierten en los controladores de cómo utilizan dicha información. sobrecarga de los medios de comunicación social tiene un impacto negativo en la productividad y ha dado lugar a un mal proceso de toma de decisiones.

La desesperación se acumule más información con fines de almacenamiento - De acuerdo con un desarrollador de juegos famosos, la gente quiere consumir información, no porque lo necesitan en ese momento, sino porque lo necesitan, por si acaso algo del tipo brota. Por lo tanto, consumen la información con fines de almacenamiento. Se llama, "la situación justo a tiempo frente por si acaso".

La mayoría de las veces, ya que la información que se consume no tiene un propósito inmediato, que puede resultar difícil digerirlo e incluso puede olvidar que en el largo plazo. Tomemos, por ejemplo, se aprende un tema en la escuela porque es obligatoria y luego, se aprende otro que no es obligatorio o no pertinentes con el ambiente escolar. Hay una mayor probabilidad de que retener esa información, porque sabes que iba a necesitar para un examen o exámenes, en comparación con los que el aprendizaje de una escuela fuera de tema, porque siente que podría necesitar dicha información en el futuro. Y debido a que está aprendiendo un tema que está fuera de un entorno escolar y no relacionada con qué y por qué usted necesita aprender en ese momento, le resultará difícil aprendizaje.

La alarmante tasa a la cual se produce la nueva información al día - Los medios de comunicación es una industria competitiva, con las empresas que tratan de afirmar su autoridad. Hay una prima sacada de la rapidez de noticias llega al público. Esto lleva a la competitividad entre las empresas de medios de prensa en el mundo. Las empresas de medios se centran en cómo ganarse al público con la forma fiable y rápido la noticia llega al público, por lo que querrían estar en la cima de su juego "A". Sin embargo, la búsqueda de las empresas de medios para tener una ventaja competitiva sobre la otra, a veces conduce a la difusión de falsificación o informes falsos. La calidad de las noticias se ve afectada y se nos deja a deliberar si el informe es en realidad verdadera o falsa. Al final del día, es la cantidad sobre la calidad. Durante el proceso de análisis de la información, estamos sobrecargando nuestro cerebro con pensamientos innecesarios.

Inexactitudes y la información de los datos disponibles - La fiabilidad de la información depende totalmente de la fuente. Internet, por ejemplo, tiene más de un millón de sitios web, más de mil millones de páginas de información y más de 2,5 billones de bytes de datos todos los días, que es accesible a los investigadores. Esto ha permitido a los usuarios a encontrar rápidamente cualquier información que deseen, siempre y cuando la información está disponible. Sin embargo, algunas de estas informaciones pueden ser incorrectos con precisión. Esto se debe a que es la autoridad oficial que está respaldado por la ley para comprobar la autenticidad de esta información antes de su publicación. Por lo tanto, lo que lleva a la desinformación del público. Dado que se intercambia información y se comparte, se hace difícil controlar la información, volando en torno a Internet. El resultado obvio es la gente, la comparación de sus hechos antes de tomar una decisión determinada.

Un método cognitivo erróneo acerca y la asimilación de los diferentes tipos de información - Este es un caso de la comprensión de la información asimilada porque es necesaria la comprensión frente a la información obligatoria. Lo que esto significa es la forma en que nos acercamos a la información y asimilar determina cómo los procesos cerebrales y cómo conservar la memoria. Parte de la información tiene diferentes modos de enfoque. Parte de la información se absorbe mejor en bits que en su conjunto, mientras que otras pueden ser absorbidos en su conjunto. Si la información es engorrosa, es mejor que lo asimilan los bits por bits. Esto permitirá que el cerebro no estresarse. Sin embargo, tratando de asimilar la información engorrosa todos a la vez se acaba de interrumpir el cerebro procesa la información y la causa de sobrecarga.

La gran demanda de información histórica - Los historiadores hacen uso de la Internet a diario a excavar algunos hechos históricos. No historiadores también hacen uso de la Internet y los medios de comunicación impresos para averiguar acerca de ciertas cosas que está conectado con el pasado. Navegan a través de numerosos sitios y analizan hechos cada fuente publicada para derivar algunos elementos de verdad y originalidad. Durante este proceso de análisis, que están sobrecargando sus cerebros con la información. Hay un choque de hecho acerca de la incidencia y la persona está tratando de descubrir lo que es realmente mal. Por lo tanto, haciendo hincapié en el proceso de cerebro y provocando la sobrecarga de información.

## Cómo evitar la sobrecarga del cerebro de información

Hay un número cada vez mayor de los esfuerzos y soluciones a nivel mundial para reducir la sobrecarga de información al mínimo. Algunos son sugerencias y otros son sólo ensayos. Algunos países están poniendo algunas regulaciones para el uso de Internet y las redes sociales a la sobrecarga de información acera. Sin embargo, la solución general de poner freno a la sobrecarga de información es;

## La reducción de la cantidad de información absorbida

Sólo podrán optar a la información que necesita. No vaya acerca de tomar la información porque usted lo desee. Más bien, digerir la información porque es necesario. En lugar de leer todas las historias que las tendencias en línea, elegir el que es más importante para usted. Eso no me no debidamente la influencia sobre la búsqueda de conocimiento. Lo más importante es que no se debe sobrecargar el cerebro con información que no es necesariamente necesario en este momento. Se filtra la cantidad de información que necesita. Si es imposible de prensa de filtro, evita los medios de comunicación por sólo un día y verá qué tan efectivo que se convertirá.

## Emplear un enfoque cognitivo para asimilar mejor la información

Tomando en información no es sólo la cosa principal. Lo más importante es la forma en que el cerebro procesa la información. ¿Cómo conservar la memoria la información que acaba digerido? Aquí es donde se necesita métodos cognitivos emplean para retener la información en el cerebro.

Otros métodos de evitar la sobrecarga de información son;

## Limitar la cantidad de mensajes de correo electrónico y boletines muestra-para arriba

A pesar de la caída en el número de correos electrónicos que se envían y se reciben, una cantidad considerable de mensajes de correo electrónico todavía se desborda su bandeja de entrada. El uso del correo electrónico ha llevado a muchos a dedicar su tiempo a leerlos y preparar respuestas. Con el fin de frenar esta adicción de correo electrónico, limitar el número de suscripciones a boletines informativos y el trabajo sobre la clasificación de su correo electrónico. No se debe leer todos los correos electrónicos que se despliega en su bandeja de entrada. Ordenar sus mensajes de correo electrónico según su importancia en carpetas y borrar cualquier correo electrónico innecesario. Hacer estas viene con disciplina. Lo que significa que, si carecen de la disciplina, que no tendrá valor para ordenar sus mensajes de correo electrónico. Desactivar las notificaciones de correo electrónico, especialmente en su teléfono, ya que es la principal fuente de distracción.

## Reducir el uso frecuente de los medios sociales y desactivar los medios de comunicación social Notificaciones

Para los perfiles individuales, es necesario dar prioridad a las actualizaciones de las personas que conoces y deshabilitar las notificaciones. Notificaciones le permite comprobar rápidamente lo que la notificación se trata. La mayoría de las veces, que están atrapados haciendo otras cosas en las redes sociales como la charla con otros amigos en línea, leer noticias, ver vídeos virales, etc. Las notificaciones son las distracciones y deben estar completamente desactivado o prioridad a la eficacia. La clave aquí es el uso de límite y la cantidad de información de amigos comunes.

## Regular la cantidad de tiempo que pasa en Internet

El Internet es un muy gran lugar con una gran cantidad de información de fuentes fiables y no fiables. La mayoría de las veces, la información que busca en Internet es una noticia. Para reducir la cantidad que dependen de Internet para las noticias, elija una fuente de noticias fiable y de inscripción para sus boletines de noticias. De esta manera, está seguro de que la noticia de que va a obtener no sólo es falsa o no verificada noticias. En el caso de realizar una extensa investigación, el uso de Internet con prudencia y moderación.

## Ponga sus pensamientos al papel

Sea lo que está pasando en esa mente tuya, asegúrese de que lo escriba. Esos pensamientos están interfiriendo con su capacidad de concentración. A continuación, establezca prioridades claras. Determinar si hay tareas que se pueden realizar o no dentro de un marco de tiempo dado. Empezar desde el más pequeño y ascender. Escribir sus pensamientos borra la mente y libera el espacio mental para otras actividades mentales.

## Grupo de tareas similares juntos

Similar a priorizar tareas. Completar las tareas que son similares en su ejecución. Si usted está planeando para ver a un amigo al otro lado de la calle y se recordado que tiene una o dos cosas para conseguir en un supermercado, hacer todos ellos a la vez. Se mejora la eficiencia de tiempo y recursos. Te hace estar centrado y terminar sus tareas en ningún momento.

## Evitar la multitarea

La simple verdad es multitarea es mala y engañosa. Engañosa en el sentido de que está haciendo usted asume que en realidad se está gestionando el tiempo y los recursos de manera eficiente. Considerando que, no le cuesta más. No le cuesta más tiempo, más recursos y se acaba de completar las tareas a medias.

El cambio entre tareas es tan exhaustivo como atleta profesional no correr un maratón. Multitarea hace sentir distorsionada y desorganizado. Tomar una tarea a la vez. Completarla antes de comenzar otra. Tomar un descanso en el medio cada tarea. Mantiene su cerebro repostado para las tareas posteriores.

## Comience el día con una mentalidad positiva

¿Alguna vez ha notado que las decisiones que hacen y cómo se preparan su mañana determina cómo el resto del día se iría? Las mañanas son tiempo de tranquilidad para usted para hacer algunas reflexiones y tomar decisiones del día. No dude en tomar decisiones en este periodo. Del mismo modo, no empezar la mañana en una mala nota. La energía para comenzar las luchas del día es la más alta en la mañana, por lo que lo puso a algún uso bueno. Hacer algunos ejercicios. Realizar actividades que mantendrán su brillante de la mañana y sencillo. Sólo decisión hace que sean necesarios e inmediata. No pasar la mitad de su tiempo, deliberar sobre por qué usted debe tomar ciertas decisiones. Ellos son paleros de energía.

## Tomar un descanso

Hablamos de tener un descanso en el medio tareas. Hacer esto aumenta sus niveles de eficiencia y concentración en el largo plazo que los que no lo hacen. Su cerebro es reabastecido de combustible en cada intervalo de descanso. Por lo tanto, teniendo un poco de descanso es un gran paso para ser más creativos y productivos en su lugar de trabajo. Puede sonar estúpido y poco ético si su son vistos tomando una siesta durante las horas de oficina o en la escuela, pero es muy eficaz. Un 15-30 minutos siesta aumenta su índice de inteligencia en más de 10 puntos.

# Capítulo 4: Cómo Desordenar su mente

La mente es una herramienta poderosa que puede dar forma a su vida y la realidad. Si está atestado de negativos, entonces usted está en para el cero el progreso y el retroceso gradual. No hay nada absolutamente peor que tener una mente desordenada. Se le hace descarrilar, drena su energía y le hace nada más que dolor y sufrimiento. A hacer las cosas muy poco porque su mente está sobrecargada, se mueve en diferentes direcciones y el pensamiento de muchas cosas a la vez. Si usted tiene una mente desordenada, que se desenfoque y no pueden lograr sus objetivos.

Una mente desordenada es, obviamente, ocupada por las cosas que no va a mover su vida hacia adelante. Ocupa el espacio mental que se podría haber utilizado para hacer las cosas más progresistas y pensar más progresivamente. Si usted tiene una mente desordenada, que tienden a centrarse en pensamientos negativos y las preocupaciones acerca de las cosas que siente que puede controlar, pero es evidente que no puede. También se aferran a las emociones negativas, y su mente siempre está distorsionada. Una mente desordenada que se retira de la realidad actual y mantenerlo enredado en el producto de su imaginación. Lo que hay que hacer es suprimir elementos que la mente de los suyos, liberar los bloqueos de carreteras en la cabeza y dejar de lado algunos hábitos.

Entonces, ¿cómo puede una persona desordena su / su mente? ¿Cómo puede una persona a deshacerse del exceso de equipaje que está ocupando la mente creativa, y que lo hacen impotente del pensamiento hacia el logro de éxito? ¿Cómo se puede dejar de lado los hábitos mentales que está manteniendo fuera de foco, indecisas y causando a ser improductivo?

## ¡Piensa positivo!

Se necesita mucho para pensar en positivo. Esto es así porque nuestros cerebros están diseñados para pensar negativamente que positivamente. 80% de unos 60.000 pensamientos que rumian en la mente son pensamientos negativos. Sin embargo, nada bueno sale de pensamiento negativo. No importa cómo está conectado el cerebro, puede un Alambre a pensar positivamente a menudo. Los pensamientos negativos son peligrosos, mal y algo que debe deshacerse de por cualquier medio posible.

Una mente desordenada producirá en el pensamiento negativo, por lo que el primer paso para desordenar su mente es por el pensamiento positivo.

Para que pueda empezar el pensamiento positivo, es necesario cultivar una mentalidad positiva. El poder de crear y destruir inicia desde el modo de pensar. La forma de pensar es el marco de la mente y alberga el patrón a la que usted piensa. La adopción de la mentalidad correcta actuará como un escudo contra cualquier pensamiento negativo y el equipaje que puede devorar a la mente. Mediante la adopción de una mentalidad positiva, que se está cerrando distancia todo lo que es perjudicial para su éxito y progreso. La verdad es una mente desordenada piensa en positivo nada o progresivo. Él / ella está en un bucle de su / sus pensamientos. Es decir, una persona va en círculos. Cuando se tiene una mentalidad negativa, el cierre de las puertas de oportunidades, ideas a la cara. Al final, no tienes nada. Liberar esa mente de los suyos por el pensamiento positivo.

Uno de los sencillos, pero eficaz manera de pensar en positivo es mediante la afirmación positiva. Las palabras son poderosas. Cuando se mira constantemente a sí mismo en el espejo y decir una o dos palabras de manera positiva, es probable que esté listo para superar los retos y obstáculos que puede encontrar ese día. Cualquier pensamiento negativo o cualquier cosa que pueda mantener su mente ocupada innecesariamente se dejan de lado, ya que han afirmado que se va a hacer esto y que no van a permitir que eso suceda. Pensamiento positivo, afirmación positiva es una de las maneras de controlar sus pensamientos y su cualquier cosa que pueda saturar su mente.

El pensamiento negativo no puede ser totalmente parado, no importa lo que intente. Es parte de la psicología humana para pensar negativo a veces, pero la meta es pensar más a menudo, de manera positiva. A pensar de manera más positiva, es necesario reducir la manera de pensar negativo. Una parte de la ecuación equilibra el otro. No se puede ser pensar negativamente y positivamente a un nivel igual. El aumento de uno lleva a la disminución de uno.

Otra forma de pensar positiva y evitar una mente desordenada es mediante la participación en los entrenamientos. Si usted no es el tipo de ocupado o de la mañana con el tipo de trabajo de noche, se puede dedicar 20-45 minutos de su tiempo y la cabeza al gimnasio. Será claro su mente, aclarar su mañana y empaparse de un buen pensamiento en su mente. Si no puede hacerlo en el gimnasio, se puede hacer una simple correr por la mañana. Se pondrá a la basura cualquier posibilidad de tener que pensar negativo o tener una mente desordenada para siempre. Se volverá a centrar su mente y canalizar su energía en la consecución de sus objetivos.

Otra forma de pensar es positiva por rodearse de compañía positivo. Claro, usted sabe que las personas están muy influenciadas por la empresa se mantienen. Su empresa puede mantener ya sea feliz o triste. Pueden influir en que positiva o negativamente. Si se encuentra en un grupo de personas malas o poco serias, la cabeza se llena de cosas irrelevantes, inquietantes. Se le recordará de cosas que no desea. Va a ser obligado a hacer cosas que no están dispuestos, en nombre de sugerencias. Su mente estará tan llena que puede convertirse en depresión, estrés o incluso desarrollar una forma de la enfermedad a la otra. Si necesita cambiar su círculo de amigos para evitar tener una mente desordenada, lo hace. Ellos actuarán como una disuasión para sus objetivos, la ambición y el progreso.

Otra manera efectiva de suprimir elementos de su mente es mediante la adopción de la pausa y respirar técnica. Esto simplemente significa que cuando la cabeza está en el borde de la explosión de numerosos pensamientos, tome un minuto, pausa y tomar una respiración profunda. Repita el proceso dos o tres veces. Usted experimentará algún tipo de alivio dentro de sí mismo. Verá que se han convertido en mejor, más orientado a objetivos y centrado.

Puede igualmente distraerse cuando vea que su pensamiento ha sido estorbado. Piensa de sí mismo haciendo algo loco, que no se puede imaginar haciendo. Mejor aún, puede llamar a un ser querido, un familiar o un amigo cercano tiene invitó a cenar o tomar una copa. Hacer cualquiera de estas distracciones será suprimir elementos de su mente y someter a cualquier pensamiento que no contribuyen al bien de su bienestar.

Recuerde, empaparse de una mentalidad positiva con el fin de pensar en positivo.

## parada de pensamiento excesivo

Como se suele decir, la clave para la supervivencia en la vida es la moderación. El pensamiento es bueno, pero cuando se exceda lo hace, se convierte en una amenaza. No es sorprendente ver que todo en la vida se centra en sus pensamientos. El pensamiento excesivo es un problema grave y si debe suprimir elementos de su mente, usted debe dejar de pensar demasiado. Debe detener el análisis y más análisis sobre los mismos pensamientos. Nunca una situación superior. En su lugar, se agrava la situación en cuestión.

Si usted está listo para dejar de comentar, analizar y abordar la cuestión de pensar demasiado, usted debe ser consciente de sus pensamientos. Usted debe ser consciente de que ha empezado a pensar demasiado. Ser consciente sonará una campana en la cabeza que está sobrepasando o cruzar el límite de sus pensamientos. Todo lo que tiene que hacer es traer de vuelta y alejarse de pensar en ello. Así que antes de empezar a pensar demasiado, que ya está preparado para que deje de abrumar a usted. Puede acumularse actividades que se pueden utilizar para contrarrestarlo. Mejor aún, puede distraerse mediante la reorientación de su mente hacia algo que es divertido y atractivo.

Otro método eficaz para el pensamiento excesivo parada es realista. Frente a situaciones con pragmatismo y no dejar que se tiene control sobre usted. Ser realista es tratar un tema como es y no inflar la solución. Ser realista no sopla cuestiones fuera de proporción. Cuando sus expectativas son altas y el resultado no está llegando a su manera, que dan como resultado a pensar demasiado. Ser realista; no elevar sus esperanzas demasiado.

Otra forma de pensar demasiado parada es dejar date cuenta de que no se puede estar en control de cada situación. A veces, no siempre podemos tener lo que queremos. Hay situaciones en las que simplemente no tiene control. Así que cuando ves un resultado negativo en una situación, no se asuste. Usted puede quejarse un poco, pero lo más importante no es lo que le permite tener el control sobre la forma en que se ve cada otra cosa. Se puede elegir cómo reaccionar ante los resultados negativos. Si la situación está fuera de su control, no asumir la responsabilidad si se acaba fracasando. Simplemente dejar ir, aprender de ella y seguir adelante. No sobre pensar. El pensamiento excesivo se debe a que siendo engañado que todo está bajo su control. Es sólo creará más problemas, que causan más molestias y jugar el juego de la culpa con usted. Centrarse en cambio, en la búsqueda de soluciones y formas de evitar en caso de producirse este tipo de problemas de aprendizaje. Lo mismo vale para el futuro. No se puede controlar lo que no se puede predecir. Incluso si usted tiene éxito en la predicción, es sólo una predicción. Es objeto de un cambio. Algunas cosas no son planeadas, no siempre se puede preparar para lo inesperado. Es mejor dejar como están. Así que deja de pensar demasiado y preocuparse por el futuro. La mayoría de las personas que se entregan en este siempre piensan que son perfectos. Ellos quieren que las cosas van como ellos diseñaron, pero no siempre funciona de esa manera. Así que deja de ser un perfeccionista. Usted nunca va a progresar por ser uno no siempre se puede preparar para lo inesperado. Es mejor dejar como están. Así que deja de pensar demasiado y preocuparse por el futuro. La mayoría de las personas que se entregan en este siempre piensan que son perfectos. Ellos quieren que las cosas van como ellos diseñaron, pero no siempre funciona de esa manera. Así que deja de ser un perfeccionista. Usted nunca va a progresar por ser uno no siempre se puede preparar para lo inesperado. Es mejor dejar como están. Así que deja de pensar demasiado y preocuparse por el futuro. La mayoría de las personas que se entregan en este siempre piensan que son perfectos. Ellos quieren que las cosas van como ellos diseñaron, pero no siempre funciona de esa manera. Así que deja de ser un perfeccionista. Usted nunca va a progresar por ser uno

Para suprimir elementos de su mente, siempre se sabe que las situaciones negativas a veces son inevitables y que no tiene ningún control de ninguna clase sobre que suceda.

Otra forma de pensar demasiado parada es mediante la eliminación de las emociones negativas. Las emociones negativas van mano a mano con el pensamiento excesivo. La mayoría de las veces, cuando usted está pensando demasiado, hay esta emoción que le nubes y nunca es una buena idea. Por ejemplo, si usted está pensando en la pérdida de un amigo cercano o un miembro de la familia, las emociones habituales que se dan son el arrepentimiento, el resentimiento y la tristeza. Usted siente que debería haber estado allí por una tal persona. ¿Qué tal que desviar sus emociones a otra cosa? ¿Qué tal que canalizar sus emociones en algo más positivo? A veces, cuando matas a estas emociones negativas, de repente dejar de pensar demasiado. Las emociones vienen con pensar demasiado, por lo que, si matas a uno, el otro muere también.

No es el aspecto multitarea. Hacer más de una tarea al mismo tiempo hace que se sobre pensar y el estrés a su cerebro a cabo. Usted puede pensar que usted está ahorrando tiempo, pero la verdad es que está complicando los problemas por sí mismo. Si la tarea se ha completado sin orden ni concierto, existe la posibilidad de que puede que tenga que repetir de nuevo

En ese caso, usted ha perdido el tiempo en que se podría haber utilizado para otra tarea. Multitarea reduce la productividad y complica su cerebro con actividades. Se tiende a perder el foco y, al final, no se logra un 100% de éxito en sus tareas.

Una manera de detener a una multitarea asegurarse de que no pensar demasiado es mediante el establecimiento de prioridades claras. Compruebe su lista de tareas, seleccione el que se puede lograr más rápidamente. A continuación, la lista sigue hasta que haya terminado. Haciendo una tarea a la vez se asegurará de que usted no tiene la sobrecarga mental. Después de completar cada tarea, la señal. Que dará lugar a una mayor productividad y una mejor organización, ya que las posibilidades de repetir una tarea están en el mínimo posible.

## Meditación

La meditación es un enfoque común usa la gente para obtener sus mentes y cuerpo relajado. Es un método utilizado para entrenar la mente para alcanzar un estado estable y transparente, carente de cualquier desorden. La persona que utiliza técnicas, tales como la atención, o dirigir la mente a concentrarse en una actividad específica, o un objeto. Hay muchas razones por las que debe meditar. Por ejemplo, un 10 - 15 minutos de meditación disminuirá la ansiedad, la retención de la memoria y el aprendizaje aumento, disminución de emociones y tensiones negativas y aumentar el flujo de sangre. La meditación es uno de los factores clave para emplear si debe desordenar su mente.

La meditación es como mirar en el espejo y cuestionar lo que eres, lo que eres hasta, o dónde va. Está examinando su hombre interior, tratando de determinar que lo que realmente son y por qué son lo que eres. Si tiene que practicar la meditación, lo mejor es que lo hace en un lugar tranquilo. Un lugar donde se puede sentir la naturaleza y todo lo que tiene debajo. Esto se debe a la naturaleza siempre será la naturaleza. Que no tiene sustituto y te refresca. La meditación le ayudará a aliviar la carga sobre el hombro, deshacerse de cualquier desorden en su mente y ayuda a establecer sus prioridades claramente. También te mantendrá enfocado y reducir cualquier forma de distracción. La meditación puede mejorar su productividad, ayuda a entender su mente para canalizar más hacia la positividad y mantenerse conectado con uno mismo y su entorno. La meditación te ayuda a estar mentalmente alerta y consciente de sus sentidos y su estado del cuerpo. La meditación mejora el bienestar general de un individuo.

Hay varios tipos de expertos en salud de meditación y espiritualistas han desarrollado a lo largo de los años. Sin embargo, vamos a discutir los tipos comunes que se practica más.

Los tipos comunes de meditación son:

Exploración del cuerpo Meditación - La meditación costra cuerpo es una práctica que permite a las personas a concentrarse en diferentes partes de su cuerpo a liberar la tensión. También conocida como la meditación progresiva, la persona comienza centrándose en la parte de su cuerpo, por lo general de la cabeza y el trabajo a través hasta que sus pies.

La atención plena meditación - Este tipo de meditación es muy útil contra los sentimientos espontáneos. Se anima a la persona a ser activos y conscientes de su entorno. La atención es muy útil contra las emociones negativas, mejora la memoria, y mejora la salud.

Respiración meditación de conciencia - El uso de la respiración para alcanzar un estado estable de metal se conoce como la meditación conciencia de la respiración. Al igual que la atención, conciencia de la respiración meditación mejora la concentración, reducir la ansiedad y la depresión y mejora la conciencia.

La meditación Zen - Este tipo de meditación fue utilizado por algunos fieles budista. Este tipo de meditación implica una serie de pasos que requiere un cierto nivel de disciplina para poder utilizarlo. Es más bien una meditación religiosa.

Meta Meditación - El amante - meditación bondad se utiliza para absorber la actitud del amor ad bondad en todo lo que la persona hace. La persona que abre su mente para recibir el amor y la bondad y luego, se extendió a otros. Es de color crudo ser para aquellos que no saben cómo el amor o que no entienden lo que es el amor.

Kundalini Yoga - Esta forma de meditación mejora la salud mental y reduce los problemas relacionados con el estrés. Se realiza mediante la práctica del arte de la respiración profunda y mantras. Un mantra es una palabra o una frase que se repite a entrar en un estado meditativo.

La meditación trascendental - Esta meditación es similar a la meditación conciencia de la respiración. El objetivo de esta toma de conciencia es para la persona a elevarse por encima de su estado físico del ser. La persona que utiliza un conjunto de palabras o mantra repetido durante la meditación, hasta que una tal persona está en un estado de meditación profunda.

La meditación es bastante simple a la práctica. Como se ha explicado anteriormente, si quieres meditar, es necesario buscar un lugar tranquilo, cerca de la naturaleza de sentirlo. Un ambiente tranquilo le permitirá concentrarse mejor y evitar cualquier distracción alguna. Puede acompañar su meditación con una música suave y tranquila, si quieres. El siguiente paso es poner ropa cómoda. El uso de ropa ajustada perturbará su concentración, que es un ingrediente importante para la meditación. Siendo lo más cómoda posible es necesaria para la meditación.

El siguiente paso es decidir cuánto tiempo y está dispuesta a dedicar a la meditación. El tiempo recomendado es usualmente de 20 minutos, dos veces al día, pero puede elegir su tiempo flexible. Lo más importante es decidir el tiempo y ajustarse a él. La meditación requiere práctica y tiempo antes de llegar a ver los resultados. Además, encontrar una manera pacífica no distraerse porque, siempre que controla el tiempo. Establecer una alarma para que le notifique cuando el tiempo establecido es hacia arriba. Seguir con un ejercicio breve

Estirar las piernas para liberar algunas articulaciones. Usted va a estar sentado en un lugar durante mucho tiempo, por lo que necesita para deshacerse de las cepas y la rigidez que actuarán como una distracción. Estirar todas sus articulaciones, especialmente en los muslos. Recuerde que debe quitarse los zapatos. Sus pies deben sentir el suelo.

Sentarse en la mejor posición. Recuerde, el objetivo aquí es la meditación, así que asegúrese de que se ponga en el lugar más cómodo. La mayoría de la gente elige para sentarse en el suelo, con o sin cruzar las piernas. Donde y como usted se sienta, tratar de enderezar la columna vertebral. Esto asegurará que usted se sienta cómodo.

Cierra los ojos y concentrarse en su respiración. La respiración es la forma más común de la meditación. Respirar normal. No hay ninguna técnica especial de respiración que se requiere para la meditación. Mientras que usted está respirando, se centran en algunas imágenes en su mente. Se puede imaginar cualquier cosa, siempre que siga su respiración. Usted puede probar la técnica de exploración del cuerpo donde se intenta centrarse en las diferentes partes de su cuerpo desde la cabeza hasta los pies para que se relaje. Ahora, utilizar la técnica mantra. La técnica implica mantra que utiliza un conjunto de palabras o exclamaciones repetidas hasta que su mente está en un estado de calma. Puede repetir las palabras en silencio como, "paz", "conjunto", o usar palabras tradicionales de meditación como "Chit", lo que significa conciencia. Al hacer esto, usted debe notar su mente vagar sin que usted piense consciente de ello. Se le muestra lo lejos que viaja la mente. Cada vez que esto sucede, trate de llevar su posterior mente al objeto de enfoque. Si su objetivo era la respiración, trate de concentrarse mente errante regresar a su respiración. Usted puede quedarse dormido, pero no se preocupe. Cuando se despierta, toma una respiración profunda y tratar de volver a lo que el pasado recordado. Cuando se activa la alarma, abra suavemente los ojos y esperar. Se sentirá una especie de carga se ha levantado de sus hombros. Aviso cómo diferentes que se han convertido y cómo eras antes de meditar. Puede probar esto una o dos veces cada día y asegurarse de que medite alrededor del mismo tiempo de manera que será más fácil de incorporar en sus horarios diarios. tomar una respiración profunda y tratar de volver a lo que el pasado recordado. Cuando se activa la alarma, abra suavemente los ojos y esperar. Se sentirá una especie de carga se ha levantado de sus hombros. Aviso cómo diferentes que se han convertido y cómo eras antes de meditar. Puede probar esto una o dos veces cada día y asegurarse de que medite alrededor del mismo tiempo de manera que será más fácil de incorporar en sus horarios diarios. tomar una respiración profunda y tratar de volver a lo que el pasado recordado. Cuando se activa la alarma, abra suavemente los ojos y esperar. Se sentirá una especie de carga se ha levantado de sus hombros. Aviso cómo diferentes que se han convertido y cómo eras antes de meditar. Puede probar esto una o dos veces cada día y asegurarse de que medite alrededor del mismo tiempo de manera que será más fácil de incorporar en sus horarios diarios.

La meditación no tiene que ser parte de su horario antes de hacerlo. Se puede practicar la atención en cualquier punto de deshacerse del estrés, así como las perturbaciones emocionales. Lo que necesita es tomar un minuto o dos, se centran en su respiración y vacías que las emociones negativas de los suyos. Trate de tomar conciencia de los acontecimientos a su alrededor. Se mejora la atención. La meditación no es fijo resultado. Más bien, se centra en el estado presente en ese momento. La meditación es una práctica que toma tiempo para dominar. Usted se sentirá como dejar de fumar en un punto, pero la práctica traerá efectos. Es una de las mejores maneras de desordenar su mente y liberarla de cargas.

La atención plena se discutirá más en el capítulo 8 de este libro.

### Pluma sus pensamientos en el papel

Si ves que esos pensamientos de los suyos no pueden dejar flotando alrededor de su cerebro, encontrar un papel, escribirlas. Esta es una de las maneras más eficaces para desordenar su mente. Escribirlos en un pase va a liberar su mente de tener que almacenarlos o cavilar sobre ellos.

Lo mismo ocurre con una persona que piensa regularidad de nuevas ideas o soluciones a un problema. En lugar de amontonando todo en su mente, conseguir un cuaderno o un diario y que escriban. Cuando se acumulan las ideas en la cabeza, se hace difícil para procesarlos y gestionarlos con eficacia porque son engorrosos. Si usted tiene un lugar en el que escribe sus pensamientos e ideas, será más fácil para usted para encontrar e ir sobre ellos uno a la vez, en lugar de procesar todos a la vez.

Nos hizo mención de llevar diarios. ¡Si! Llevar un diario es una buena manera de limpiar el desorden de su mente, la creación de un espacio en su cabeza para dar cabida a otras actividades mentales. El diario es una manera de relajar la mente y ayuda a mantener sus pensamientos organizados. De acuerdo con una investigación publicada, escribiendo sus pensamientos ya sea positivo o negativo en un diario le dará una mejor oportunidad de hacer frente a ella. Se mejora la memoria y eficaz en el manejo de la depresión, ansiedad, las emociones negativas y otras cuestiones relacionadas con el estrés. En diario también crear una salida para que libere la tensión y estas emociones. Se puede emplear cualquier técnica de escritura de un diario y va a estar bien. Siempre y cuando se haya hecho sus puntos. Usted no necesita ser un experto para llevar diarios.

## Dormir

Si usted tiene una niebla del cerebro, tiene una dificultad para asimilar las ideas o el pensamiento recto, lo más probable es que se necesita un poco de sueño. Los beneficios del sueño son numerosos y es algo que uno nunca puede prescindir. Eso es porque cuando no lo hace el sueño, que están causando directamente las células del cerebro mueran. Cuando no lo hace el sueño, se priva a sí mismo de la generación de nuevas ideas. Usted está causando a ti mismo ser improductivo en el trabajo. Y luego, se vea afectada su capacidad para pensar con claridad. Se sufre lapsus mentales parciales también. El sueño ayuda a mejorar su estado mental y aumentar su nivel de concentración. Lo bueno de sueño es que no es necesario que el sueño durante largas horas para obtener su cerebro y usted mismo actualizan. Una siesta de 30 minutos podría ser lo que necesita. Trate de conseguir un poco de sueño si debe suprimir elementos de su mente.

## Aprender a ser decisivo

¿Ha estado en una situación en la que su cabeza está llena de pensamientos y que son incapaces de comprender qué hacer a continuación? Si usted trabaja en una oficina y su mesa está llena de peticiones, cartas y facturas y no asiste inmediatamente a ellos, ¿lo que sucede a continuación? Pronto, su mesa se llenará tanto que casi no se puede ver la superficie de la mesa. ¿Si le sucede a experimentar esto, has de tomar una decisión de inmediato? La respuesta obvia no sabe ser.

El simple hecho es cuando se estorba la cabeza, que es incapaz de tomar decisiones rápidas. Al ser incapaz de tomar una decisión le hará a acumularse más pensamientos en su cabeza, se acumulan más documentos sobre su mesa. De esta manera, lo que agrava su proceso de toma de decisiones. Al final, es difícil elegir qué decidir sobre. Cuanto más se demore, más se hace difícil. Posponer las cosas y sus decisiones se convierte en pendiente. Bastante bien, algunas decisiones son simples, mientras que otros son difíciles, pero si usted no toma un paso, independientemente de las consecuencias, que se convertirá en una víctima de la parálisis de análisis.

A veces, el factor que hace que las decisiones tardías es el miedo. Miedo al fracaso. El temor a que su decisión de conseguir un resultado negativo. El temor a que repetir el mismo error una y otra vez. El hecho de que tomó una decisión equivocada una vez, no significa que vaya a inhiban de realizar otras decisiones de la vida. se producen errores. La vida está llena de opciones y, a veces, no siempre tomar las decisiones correctas. Una mente desordenada siempre está reviviendo los errores del pasado.

Si usted está teniendo dificultades para tomar una decisión, utilizar los pros y contras enfoque de la lista. Haga una lista de los efectos positivos y efectos negativos de la toma de decisiones tal. Cuando finalmente llegar a una respuesta, no mirar hacia atrás. ¡Simplemente hazlo!

**Establecer un temporizador para sus preocupaciones**

Establecer un tiempo y momento particular para que usted pueda derramar todas sus preocupaciones. Es completamente natural preocuparse. Podría ser un día concreto de la semana o una hora en un día. Lo más importante es elegir un momento conveniente donde se puede ir sobre las cosas que su mente no puede dejar fuera. No permita que cualquier preocupación o posteriores pensamientos. Vierta todo. Incorporar su tiempo para reflexionar sobre sus pensamientos en su rutina diaria. Al hacer esto, usted no está dando su tiempo de reflexiones a abrumar a su mente y controlar su vida.

**Regular la cantidad de información asimilada**

Su mente ya se agrava con pensamientos e información. ¿Por qué le asimilar más nuevo cuando su cerebro no ha procesado toda la información sensorial en su mente? Esa es la sobrecarga su cerebro con información. El gasto de su tiempo a la lectura en línea, chat en las redes sociales, y haciendo otras actividades en línea sólo terminará consumiendo su cerebro con información. Limite la cantidad de tiempo que pasa en los medios sociales y en línea. La sobrecarga de información estorba su cerebro, causando que estar estresado, ansioso y deprimido. Organizarse y sus tareas. Terminar una tarea antes de comenzar otra. ¡Evitar la multitarea!

## Nutrición y Ejercicios

El tipo de alimentos que come determina el nivel de la Actividad y el estado de alerta del cerebro. Tiene un efecto sobre su estado de salud es el cerebro. Algunos alimentos degeneran las células del cerebro y los resultados a enfermedades cerebrales como la enfermedad de Alzheimer. Los alimentos grasos y comidas fritas afectan a la salud mental y el bienestar de un individuo. Aumenta la tasa de depresión y ansiedad y obstruye el cerebro. Si tiene que suprimir elementos de sus alimentos mente, evite comer que será perjudicial para el funcionamiento del cerebro. Coma más frutas, verduras, pescado azul, bayas, café, huevos, nueces y comidas ligeras. Estos alimentos tienen los ingredientes necesarios para impulsar las funciones del cerebro y acelerar el proceso cerebral. Ellos contienen antioxidantes, vitaminas y ácidos grasos omega-3 ácidos grasos. Apoderarse de comer comida hasta tarde, el alcohol y no sobrealimentar. Asegúrese de que usted don'

El ejercicio con frecuencia. Esto conduce a una mejor concentración y agudeza mental. La combinación de ejercicios y buena comida es una excelente manera de prolongar las células del cerebro. Los ejercicios como el yoga, es de gran ayuda en la consecución de un estado estable de la mente y el cuerpo. Los ejercicios regulares son antídotos para la depresión, la ansiedad y la debilidad del cuerpo.

## Tómate un tiempo libre

Tomar un descanso del trabajo, de negocios, de cualquier cosa que se mantiene ocupado. Su cerebro necesita descansar, ser refrescada, y liberado de cualesquiera actividades relacionadas con el trabajo. Eso es lo que necesita en este momento; un poco de espacio para ser libre y disfrutar de la naturaleza. Usted podría tomar unas vacaciones cortas o una larga a la playa, a algunos lugares que no han sido ni siquiera pagar sus padres una visita. ¡Simplemente explorar y divertirse!

No es fácil de suprimir elementos de su mente. El empleo de estos pasos requiere tiempo, pero eficaz. Tomar estas medidas despejar su mente y ayudarle a construir buenos hábitos mentales. Se aumenta la productividad y mejora su salud en general.

# Capítulo 5: Cómo Desordenar su entorno

Para suprimir elementos de la mente es una parte de la ecuación, mientras que a suprimir elementos de su entorno es otro. Muchas personas no son conscientes de que también se puede suprimir elementos de su entorno, al igual que sus mentes.

Sin hacer ambos procesos, no hay manera de que usted va a dejar que aquellos desórdenes ir libre. Esto se debe a su entorno es un factor influyente que contribuye al desorden en su cabeza. desordenar su entorno y desordenar su mente!

El entorno tiene un gran impacto en su salud psicológica. Para que usted pueda ser declarado un individuo sano, su estado mental y el medio ambiente deben estar desprovisto de cualquier cosa que pueda poner en peligro su bienestar. Tomemos, por ejemplo, si entras en un ambiente que no es verificada apropiadamente como un extranjero, y lo más probable es que dentro de sus pocos días de estancia, su entorno afectará su estado físico de salud. Esto significa que es probable que caigan enfermos. ¿Por qué? Debido a su entorno actual es desordenado, desordenado y sucio.

Lo mismo vale para las personas que caminan en una habitación que está sucio y desordenado. Es probable que se vea afectado por el estado de su habitación. ¿Así que lo que sucede cuando no ordenarlo? Se espera que estresarse y convertirse en fuera de foco.

En el trabajo, puede ser abrumado por las tareas y otros que suelen manejar. ¿Qué cambió? Comprobar el entorno. Puede haber algo que la reducción de su productividad. Sus oficinas, equipo, o incluso colegas son cosas que le pueden hacer improductivo. Cualquier cosa que le rodea es su entorno, y si no te está ayudando, eso significa que tiene que hacer algo. desordenado él! Si es que le distraiga de su trabajo o estudios, suprimir elementos de él!

Un estudio en una revista indicó que la multiplicidad de estímulos en frente de usted competirá por su atención. Esto es absolutamente cierto. Al igual que el cuarto desordenado que se utilizó, por ejemplo, se encuentra que el desorden en su habitación va a terminar le distraiga si no lo hace desordena su habitación. Mientras los ecos parásitos compite por su atención, que se distraiga y se convierte en fuera de foco. Cuanto más estorbado su entorno físico es, más que su cerebro gasta energía, filtrando esas cosas en su entorno que pueden causar una distracción. Y debido a esto, el cerebro no puede concentrarse, pensar o resolver problemas complejos. En otras palabras, la atención se desvía de realidad ayudarle a obtener una mayor productividad.

Sabemos que el cerebro tiene la intención de mantener el cuerpo vivo. Es un elemento de supervivencia. Si percibe el cerebro que su entorno está lleno de cosas que podrían sabotear su seguridad, desvía su atención para asegurarse de que todavía está respirando. Esta productividad cestas. El cerebro está ocupado en busca de elementos de supervivencia, mientras que su productividad está en peligro. La mayoría de las personas piensan que tienen esta capacidad única para el cambio de la distracción de su trabajo sin ningún problema con rapidez, pero eso es falso. Esto es similar a la multitarea, y sabemos que nunca se puede completar una tarea de manera eficiente con la multitarea. Su cerebro no puede cambiar de una tarea a otra o de su distracción para el trabajo sin tener que pasar por algunas dificultades. Su distracción que aleja de trabajo de tal manera que realmente no se puede aviso. ¡Un ambiente despejado es una mente despejado! Tomar nota de esto.

Recuerde, el desorden no tiene que ser física. El desorden puede ser digital. Pueden ser tus demasiados archivos en el ordenador, demasiados videos innecesarios, demasiados programas o demasiadas aplicaciones en su teléfono. Estos son formas de distracciones. Ellos le llevarán por mal camino y distraer su atención de la obra real o una tarea que está haciendo. Afectan a su productividad en el trabajo y mantenerlo fuera de foco en las cosas importantes.

Mira esta estadística. Cada vez que su enfoque se ve obstaculizada debido a la conmutación entre distraer tareas; su atención no es completamente hacia atrás hasta después de 23 minutos. En otras palabras, se tarda 23 minutos antes de volver su atención después del rodaje distracciones. Eso significa que ha perdido 23 minutos de su tiempo para permitir la realización de una tarea, el enfoque perdido sobre el inicio de otro trabajo, e incluso pérdida de tiempo para ganar dinero para sí mismo y su lugar de trabajo. Que ha perdido la capacidad de alcanzar su potencial completo.

No es tan fácil de suprimir elementos de su entorno. Si ha decidido dar el paso para suprimir elementos de su entorno, sabe que va a estar en un largo viaje. Se necesita disciplina para suprimir elementos de su entorno. No se trata sólo de tirar algunos papeles de distancia o el paso de las cajas a una esquina que suprimir elementos de su entorno. Se trata de tener el esfuerzo consciente y deliberado para cambiar su entorno a medida que vivimos. No se limita sólo a su lugar de trabajo o residencia. Es como si, en camino para descubrir su nuevo auto para separarlo de la vieja naturaleza.

En el capítulo anterior, hemos aprendido de diversas maneras en los seres humanos puede suprimir elementos de manera efectiva sus mentes. En este capítulo, se hará hincapié en cómo desorden el medio ambiente. Vamos a aprender a desordenar el hogar y la oficina / lugar de trabajo.

Limpiar el desorden de su hogar

Se siente abrumado es fácil, especialmente si usted tiene una casa desordenada. Hay algo que necesita saber acerca de salir de su casa sucia para el trabajo o la escuela. Salir de su casa desordenada afectará su eficiencia en el trabajo y los niveles de concentración. Esto se debe a que quedan con la idea de que su casa no está limpia, organizada, y así sucesivamente. Sabiendo que su casa no se organizó antes de salir de inculcar la idea de no querer volver. Después de todo, usted todavía va a volver a cumplir esa casa desordenada que dejó en la mañana. Así que, ¿por qué preocuparse de volver? Usted no tendrá ningún lazo emocional, y esto es probable que cause estrés y el agotamiento de la energía mental, lo que conduce a la improductividad.

Echemos un vistazo a los beneficios de limpiar el desorden de la casa antes de proceder con el proceso de limpiar el desorden.

- Limpiar el desorden de su hogar causa menos estrés

Al igual que anteriormente explicado, salir de casa llena de desorden eleven sus niveles de estrés y lograr la improductividad. Sólo para que sepas, los hombres, por estadística, son más propensos a estar en un ambiente desordenado que las mujeres. Así como un hombre, tiene que preparen a sí mismo para asumir responsabilidades, haciendo que su hogar lo más limpio posible. Sin embargo, cuando se da cuenta de que su casa está limpia y ordenada, que está dejando con una tranquilidad, y que garantiza lo bueno de su mañana y ese día en el trabajo va a ir.

- Su casa se organiza cuando suprimir elementos de su casa

¿Alguna vez ha notado un elemento o propiedad desaparecido durante semanas, y de repente se encuentra en un armario o cajón abandonado, sólo porque se decidió a limpiar su casa? Encontrar cosas se vuelve más relajado, y las cosas no van a desaparecer de nuevo. Una vez que suprimir elementos de su casa, usted ha creado directamente un espacio para moverse sin ningún tipo de perturbación.

- Un medio de casas desordenadas menos de limpieza

Limpieza todos los días es suficiente para causar tensiones y dolores en las articulaciones. Cuanto más una casa desordenada, más que les resulta más difícil de limpiar. Usted está enredado en la mente acerca de cómo y dónde empezar la limpieza. Sin embargo, si suprimir elementos de su casa, usted no a necesitar para limpiar su casa cada vez. Eso significa que tendría tiempo para otras tareas, aparte de la limpieza, y la pesadez mental es levantado de su mente.

- Un desorden cables de origen a un estilo de vida saludable.

La Asociación Americana de Enfermeras Anestesistas publicó un estudio fascinante que las personas con hogares desordenados son aproximadamente un 77% más propensos a tener sobrepeso que aquellos cuya casa está ordenada. También es vital tener en cuenta que un hogar lleno de desorden es probable que tenga una cocina que está lleno de alimentos poco saludables como bocadillos y otros alimentos grasos. Tan pronto como una persona entra por la puerta de su casa desordenada, una sensación de agotamiento lo abruma inmediatamente. Dicha persona se encuentra / ella misma en un estado de monólogo negativo, y luego, los pensamientos de no saber por dónde empezar a seguir a continuación.

Si suprimir elementos de su hogar, tales pensamientos no saludables desaparecen. Su salud mental y la salud física se convierten en sonido, y se traducirá en una mejor alimentación y un estilo de vida más saludable. También matar cualquier forma de depresión y ansiedad.

- La depresión se redujo con un hogar desordenado

Los expertos han establecido una relación entre el cortisol y el desorden. En otras palabras, un hogar desordenado aumenta la hormona del estrés, cortisol, que da lugar a la depresión y otros problemas mentales. Esto explica por qué las personas más deprimidas viven en un hogar desordenado o desordenado. Su ambiente refleja lo que eres, y que incluye su lugar de residencia. El desorden y la falta de organización disminuyen día autoestima y la confianza de una persona tras día. Un hogar desordenado hace que sea poco atractivo para los visitantes, ya que se avergonzaron al final del día. Se empieza a sentir culpable y crítico acerca de invitarles a un lugar que está lleno de obstáculos.

Un hogar desordenado, por otro lado, aumenta la autoestima, promueve la estética, y peleas fuera de cualquier depresión.

- Un hogar desordenado mejora la calidad del aire

La calidad del aire que se hace circular en su entorno se ve afectado si se estorba su casa. ¿Ha observado que una especie de olor emana de un hogar desorganizado, jirones, y desorganizada? Esto se debe a sus posesiones recogen las partículas de polvo, y estas partículas aumentar el número de contaminantes propagación en el aire. Además, ya que sus propiedades son compactas, sin aire está penetrando en ellas. Por lo tanto, sus posesiones emiten un olor.

Además, la colección de motas de polvo da lugar a tos, irritación ocular y embargo respiración. Las posibilidades de desarrollar ataques asmáticos también aumentan. Limpiar el desorden de su casa se librará de las nubes de polvo, recogiendo en sus propiedades. Poner en orden su casa mejorará la calidad del aire, lo que resulta en una vida más saludable. ¡Un hogar libre de contaminación es un hogar sano!

- Su enfoque se ve reforzada

Sin duda, usted tendrá una mente más estable cuando se da cuenta de que usted dejó una casa desordenada para el trabajo o la escuela. Seguro que reflexiona sobre sí mismo y mejora la autoestima.

Una abarrotada casa, por el contrario, conduce a la desorganización total de la mente. Su mente está nublada con pensamientos, objetos, y la idea de que su casa está desordenada para las visitas. Su mente está poseída con soluciones sobre cómo llegar a su casa ordenada después del cierre de la jornada. Todos estos compiten por su atención, que negando la capacidad de concentrarse en su tarea.

Si finalmente decide suprimir elementos de su casa antes de salir, que es un signo seguro de que usted será capaz de concentrarse en su tarea y dar todo absoluta.

- Limpiar el desorden de su casa significa más ahorros

Su casa es probable que no se llenan de cara o un montón de objetos que no es necesario cuando se desorden. ¿Qué es este medio, con una organización de origen mejor, usted sabrá las cosas que usted quiere y lo que no lo hace en el hogar? A gastar menos tiempo de compras para los artículos. Este resultado en el ahorro de más y ser libre de deuda.

En la mayoría de los hogares de América, de acuerdo con una encuesta realizada en 2019, el 29% de los cerca de 59% de que vivo día a día por cheque de pago tienen deudas de tarjetas de crédito. Por lo tanto, limpiar el desorden de su casa se traducirá en una mejor gestión del presupuesto, mejores serán sus ahorros, y le ayudará a prepararse en caso de emergencia.

Pero, si usted está en para ir de compras artículos para un hogar desordenado, se termina complicando la situación. Va a añadir más elementos a una casa desordenada, creando más estorba. Y esto hará que sea, aún más, más difícil conseguir su casa desordenada.

- Limpiar el desorden de su casa aumenta buen sueño

La calidad del sueño mejora cuando se desordena su casa. Se sienta a gusto de que su espacio de vida está libre de cualquier suciedad y estorba. Y esto hace que su capacidad mental para ser resuelta, y esto mejora la calidad del sueño.

**Cómo desordenar su hogar**

Ahora que hemos visto los beneficios de limpiar el desorden de su casa, vamos a ser creativo sobre cómo suprimir elementos de su hogar. Estos simples, pero eficaces consejos le ayudarán a empezar sobre cómo desordenar su casa.

### Determinar el departamento de la casa que desea iniciar limpiar el desorden.

Este es el primer y más importante paso que debe llevar a cabo. No se puede desordenar todas las áreas de la casa en un día. Incluso lo hace, eso significa que, de salir del trabajo, la escuela o que la tarea fundamental que se suponía que la manija para el día. Puede ser tan abrumador si usted piensa que puede suprimir elementos de su casa en un día, especialmente si es su primera vez. También puede llevar mucho tiempo, por lo que necesita para decidir dónde va a comenzar a limpiar el desorden de. Podría ser su dormitorio, cuarto de baño, cocina, sala de estar, el comedor o incluso el garaje. Comience con la más fácil para que usted no se cansa fácilmente. A continuación, subir a las zonas más difíciles. Cuando haya elegido un área desordenada, es el momento de pasar al siguiente paso en esta lista.

### Dése 5-10 minutos período de decluttering.

Desordenando es un proceso gradual. Un proceso que no debe precipitarse. Usted puede dedicar 5 o 10 minutos de su tiempo cada día para suprimir elementos de su hogar. A medida que avance, aumente el tiempo y añadir más tareas en su lista a medida que avanza sucesivamente. Por ejemplo, el primer día puede ser de 5 minutos. La segunda puede ser de 10, el tercero puede ser 15, y así sucesivamente. No comience a limpiar el desorden con 10 minutos en su primer día y pasar 5 minutos al día siguiente. Simplemente no va a funcionar. Antes de darse cuenta, les resulta difícil dedicar ni un minuto t desordenado su casa. Comience con el menor tiempo posible (5 minutos por lo menos) y ascender en consecuencia.

### Obtener una bolsa de basura listo

Usted quiere deshacerse de los artículos que están causando su casa para estar atestado. Obtener una bolsa de basura, tirar a su interior. Los viejos artículos que usted siente que no quiere quitarse de encima, les dan a la caridad. Si vas a almacenar cualquier artículo, obtener grandes cajas. Trasladarlos a los lugares apropiados y crear espacio en su hogar. Usted se sorprenderá al ver el número de bolsas de basura que ha quitado.

## Crear una lista de tareas de artículos que usted quiere tirar a la basura

Sin duda, habrá un buen número de artículos en bolsas de basura que usted quiere deshacerse de él. Obtener un documento, escribir todos los artículos que desea eliminar. Cada elemento que se toma a la basura a cruzar en su lista. También, es importante crear una lista de tareas de todas sus tareas, de manera que se cruza cada uno que ha logrado. Como deshacerse de cada artículo, los desordenes quedan reducidos. La creación de estas listas le ayudará a realizar un seguimiento de las tareas que ha completado y los que no tienen. Es más fácil desordenar si usted tiene una imagen de dónde y cómo empezar.

## Dedicar a quitar un elemento cotidiano.

Cada día que decide el desorden de su casa, trate de obtener al menos un elemento no deseado de su casa. ¿Imaginar haciendo esto durante un mes? Eso es 30 elementos. Haga esto por un año, y que debe tener para deshacerse de 365 artículos. ¿Qué tal se aumenta a 2 artículos todos los días? En poco tiempo, usted será capaz de suprimir elementos de su casa para que los elementos tirados a la basura. Su casa se quedará completamente limpia y libre de suciedad.

Lo mismo vale para la limpieza de la casa. La mayoría de la gente que hace 9-5 puestos de trabajo a menudo tienen dificultades para la limpieza de toda la casa, y es bastante comprensible. Se llevará su tiempo. Si usted no es capaz de limpiar toda la casa, empezar de limpieza de una sola parte. Usted puede simplemente decidir limpiar su sala de estar para ese día y limpiar otra habitación al día siguiente. Lo más importante es establecer una meta y el palo hacia ella.

## Toma una foto

Esto no es necesario, pero es muy útil. Usted puede decidir tomar una imagen de un área desordenada, al igual que su cocina y luego, tomar otra foto de su cocina. Esta vez, un desorden uno. Observar esas fotos, y verá lo orgulloso que se han convertido que ha comenzado el paso en limpiar el desorden de su casa.

## Utilizar el sistema de cuatro cuadro

El establecimiento de un sistema que sea más fácil desordenar su casa que no tener ninguno. El sistema de cuatro cuadros es un ejemplo de este tipo de sistemas que le ayudará a ser más eficiente en poner en orden su casa. Obtener cuatro cajas y etiquetarlos de la siguiente manera con las descripciones;

- Se regala: Son cajas que deben llenarse con cosas que no necesita o usa, pero todavía son correctos. En otras palabras, se trata de objetos que cualquiera puede vender en línea o donar a algunas organizaciones benéficas.
- Mantener: Estas cajas deben contener objetos que planea mantener. Son elementos que no se puede prescindir. Es decir, los elementos que utiliza con frecuencia. Ejemplos de estos artículos son la ropa, sistema de sonido, sillas, etc. En su mayoría tienen un lugar fijo donde se mantienen.
- Retorno: En este cuadro, las cosas que están fuera de lugar en su casa deben mantenerse en este cuadro. Por ejemplo, el jabón no debe estar en la sala de estar. La cubertería no debería estar en el baño, y así sucesivamente. Estos artículos deben mantenerse en sus lugares apropiados y no al revés.
- Basura: Los artículos o bienes que no tienen valor deben mantenerse en esta caja.

Cada habitación en la que se introduce identificar los elementos que deben ser colocados en sus respectivas cajas. Cualquier artículo en absoluto, independientemente de su tamaño, debe entrar en sus casillas correspondientes. Se puede tomar algún tiempo, pero vale la pena. Va a descubrir los elementos y ahora qué hacer con ellos.

## No tenga miedo de pedir ayuda

Pedir ayuda a un amigo o familiar es una manera fresca para obtener sugerencias sobre cómo suprimir elementos de su hogar. Su amigo o familiar puede ir a través de todos los artículos en su hogar y sugerir lo que uno ha de ser lanzado, dado hacia fuera, o la que uno se tiene que almacenar. Es posible que desee para defender sus razones para mantener un punto tal, que está totalmente fresco. Si su amigo o familiar ver las mismas razones que lo hace, entonces su decisión es válida. Si de lo contrario, entonces es aconsejable para deshacerse de esos elementos.

Lo mejor de esto es que su amigo o familiar no tiene que ser un profesional para ayudarle a deshacerse de cualquier desorden. Sólo que tener a alguien a su lado durante todo el proceso de limpiar el desorden, será más fácil y más rápido para que usted pueda deshacerse de ciertos artículos que usted tiene dudas deshacerse de.

## ¿Cuándo es el momento adecuado para suprimir elementos de su hogar?

Esta pregunta es más que generales de personal. Normalmente, cuando se ve cómo desorganizado y jirones de su casa es, sonará una campana en su mente que su casa necesidad de limpiar el desorden. Para algunas personas, no hay parámetros o algún tipo de señales que deberían desordenar su casa. Su momento adecuado puede ser el momento equivocado de otra persona y viceversa.

Desordenando es personal, pero muy vital. Cada hogar necesita para mejorar el aspecto de sus habitaciones. Si quieres vivir una vida más saludable y mantener su casa tan ordenada como sea posible, haciendo cualquiera de estos consejos desorden, le garantiza el éxito. Puede que no sea inmediata, pero con algunas formas de coherencia y coraje mental, ordenando será mucho más fácil. Un equilibrio entre su personalidad y su apartamento residencial trae la convivencia pacífica e influirá positivamente que, psicológicamente y físicamente.

## Limpiar el desorden de su espacio de trabajo

No hay nada más estimulante y energizante que ir al trabajo para cumplir su escritorio despejado. Un ambiente de trabajo libre de desorden puede hacer que usted sea más productivo, eficiente en el manejo de tareas y mantenerse enfocado súper en el trabajo. También será libre de distracciones y cualquier cosa que competirán por su atención, lo cual es importante en un entorno de trabajo. Sin embargo, mucha gente por ahí están pasando por momentos difíciles, limpiar el desorden de su espacio de trabajo. desorden usted y su trabajo influyen negativamente. Esto se debe a que todavía están unidos a esos estorba en su entorno de trabajo. Estos estorban competirán por su atención y tiempo. Por lo tanto, le da una dificultad para concentrarse en la realización de tareas. Si ha intentado varias técnicas para suprimir elementos de su entorno de trabajo y que no está funcionando, Eso significa que hay algo que no se está haciendo bien. Todavía hay algo ahí que no puede deshacerse de, no importa lo que intente.

Recuerde que estorba no tiene que ser sólo su entorno físico. El teléfono inteligente, ordenador también puede ser un desorden y servir como una forma de distracción. Su espacio de trabajo podría ser una habitación de su casa, o una oficina real.

### Beneficios de su espacio de trabajo desordenado

Echemos un vistazo a los beneficios de limpiar el desorden de su espacio de trabajo.

### Un espacio de trabajo desordenado aumenta la autoestima

Ver a su escritorio desordenado no es bueno y tiene un impacto negativo en su autoestima. Simplemente refleja en su personalidad que se está desorganizado, que es perjudicial para su productividad. Un escritorio desordenado hará que sea difícil para usted para encontrar ciertos documentos que su necesidad empleadora. Cuando no se encuentra ese importante documento, que insultan a la cara que no eres un buen ajuste para el trabajo, que se desmoraliza. Un escritorio desordenado hará la vida más fácil para usted. Todos los documentos están dispuestos en consecuencia y que no tengan que buscar a través de todos los archivos, sólo para descubrir que un solo documento. Es aumentar su confianza, sabiendo que su empleador está impresionado por su respuesta rápida en conseguir el documento que necesita.

## Un espacio de trabajo realza la creatividad desordenada

Usted fácilmente se inspiró para crear nuevas ideas que podrían ser beneficiosos para el progreso de su lugar de trabajo. Un espacio de trabajo desordenado infunde poder creativo en ti para iniciar y terminar cualquier proyecto, ya que abrir su mente para ver las cosas con claridad. Un escritorio que está desprovista de cualquier estorba le animará a ser incluso más eficiente con uno mismo.

## Usted se convierte en un experto en el manejo del tiempo.

Una vez que haya aprendido el proceso de limpiar el desorden y la ha incorporado a su horario de trabajo, se convierte en mejor con la gestión del tiempo. Eso quiere decir que usted ha tomado una decisión de dedicar un poco de tiempo de trabajo para la limpieza de su escritorio, que se traduce en el desarrollo de habilidades de gestión del tiempo.

## Se siente logrado

En cuanto a su escritorio desordenado de la mañana ya es una tarea completada. Te hace sentir feliz y decidido a terminar las tareas pendientes que tiene para el día.

## Un espacio de trabajo desordenado mejora su comodidad.

¿Le parece ser feliz y cómodo, al ver que su área de trabajo no se limpia? La respuesta obvia es no.

Un escritorio ordenado se asegurará de que usted es lo más cómoda posible. Puede conducir a una mayor productividad y sus niveles de concentración subirá más alto. Trabajar en un ambiente confortable mejora la creatividad, así porque está bajo ninguna presión para llevar a cabo.

## Se obtiene una buena impresión de su empleador

¡Si! Su jefe será uno de los que le mirará con hermosas sonrisas a causa de su espacio de trabajo desordenado. Él / ella hará una buena impresión de ti, porque sienten que el valor de su trabajo más que nada. La mayoría de las veces, que serán más favorecidos que otros miembros del personal. Se siente eufórico sobre esto y esto incluso le animan a poner más esfuerzo para tener éxito. Se le considera como uno de los de personal con gran ética de trabajo.

## Un espacio de trabajo decluttered mejora su vida saludable.

Si usted está entre aquellos que caen constantemente voy a una maravilla por qué, comprobar su entorno. Examine su ambiente de trabajo. ¿Cuándo última tiene una limpieza adecuada de su escritorio? ¿Cuándo la última vez que el polvo de sus armarios, cajones, estantes? Gérmenes, polvo, bacterias, pueden permanecer en estas superficies de visitas regulares de los clientes o clientes. Una vez que regularmente desordenado su espacio de trabajo, que están reduciendo las posibilidades de que la enfermedad contratación y sabes lo que dicen, ¡la salud es riqueza!

## Es menos distraído en un espacio de trabajo desordenado

Un espacio de oficina con estorba hace que sea difícil para los empleados a concentrarse y enfocarse en las tareas importantes en la oficina. Sus mesas se presentan en todo tipo de cosas como las tareas no completadas, archivos, etc. Estas cosas van a competir por su atención cada vez y si no lo hace desordenado ellos, el resultado final será siendo improductiva durante todo ese día.

La eliminación de estos estorba en su escritorio debe ser su máxima prioridad. Va a ser mejor enfocado y más eficiente en la realización de tareas existentes.

Vamos a enumerar y discutir los pasos que tiene que suprimir elementos de su entorno de trabajo para asegurar un entorno de trabajo sin problemas y mejorar la eficiencia en el trabajo.

## Comenzar de nuevo

No hay duda de que esta es el primer paso en esta lista. Si siente que no sabe por dónde empezar ordenando a partir, partir de su escritorio. La mesa de trabajo está generalmente llena de documentos en papel y todo tipo de artículos. Retire todo en su escritorio y empezar de cero. Observe cada elemento que haya eliminado y añadir de nuevo, poco a poco. Añadir sólo los que necesita. Tome el descanso y en una caja. No a la basura, es posible que los necesitan en el trabajo de casos exige el uso de la misma. Por lo tanto, cuando se necesita un elemento, puede ir a la caja y recoger todo lo que quiere recoger. Recordemos, que hizo mención de los elementos de observación. Si no se utiliza un elemento de una semana, eso significa que no lo necesitan. Por lo tanto, simplemente hacer lo necesario, descartarlo.

## Escribir los artículos que usa

Otra alternativa para el primer punto. Obtener una pluma y papel, anote todo lo que uso en su escritorio para los próximos días a una semana. Observar y evaluar cada tema que cree que utilice. Hágase estas preguntas; "Es importante este tema?" "¿Este artículo tiene una relación con la naturaleza del trabajo a mano?" "¿Es necesario mantener este tema o no?". Respondiendo a cualquiera de estas preguntas determinará la siguiente línea de acción. Una vez que vea que no utiliza un elemento con frecuencia o no se utiliza en absoluto, descartarlos. Archivos y documentos son excepciones. Sin embargo, usted puede presentar aquellos en una estantería o un armario. trucos desorden él cerebro para que piense que cada elemento en su escritorio es importante, por lo que no se descarta.

## Programar una hora para limpiar su escritorio

Entre las tareas programadas para el día, asegúrese de dedicar un poco de tiempo para limpiar su escritorio y su entorno de trabajo diario. Para ello, la primera vez que esté en su entorno de trabajo. La incorporación de un tiempo de limpieza en su horario se asegurará de que usted consigue su lugar de trabajo ordenado y listo para el trabajo del día. La incorporación de un tiempo de limpieza en su horario también se asegurará de que el tratamiento de su lugar de trabajo siendo limpiado con prioridad. Cualquier otra actividad será bloqueada en ese momento porque ya sabes que está reservado para la limpieza.

## Siempre empezar el día una hora antes

Esto sigue hasta el punto anterior. Esto tiene muchas ventajas que no vas a ser capaz de contar. Empleando este método tiene la capacidad de recuperación por parte de la persona, ya que puede ser difícil, levantarse en el momento correcto, incluso cuando la alarma suena dos veces y se pulsa el botón de repetición de dos o tres veces. Si levantarse temprano es tan difícil, usted no será capaz de empezar bien el día.

## Crear una lista de tareas

Después de la llegada al trabajo por la mañana, por lo general los primeros treinta minutos a una hora se gastan en la distribución de la oficina, la preparación de café, charlar con los compañeros de trabajo y la reflexión sobre las tareas inacabadas anteriores que debe llevarse a cabo ese día. Para aliviar la carga de trabajo del día, la próxima vez, tener minutos diez en el cierre del trabajo del día anterior a reflexionar sobre los logros del día y anotar sus principales prioridades para el día siguiente. Creación de una lista de tareas prioritarias es la clave para mantener un registro de sus objetivos y tareas. En lugar de comenzar a trabajar en una nueva tarea de inmediato al día siguiente, añadirlo a la lista de tareas y tratar de completar las tareas existentes. Con este método, usted evitar ser distraído por su actividad anterior. Tratar de despejar el escritorio en la clausura de trabajo antes de salir. Desarrollar un programa diario y se adhieren a ella. Es la mejor manera de llevar a cabo las tareas. Va a estar más centrado y con pocas probabilidades de conseguir desordenado. La consecución de sus objetivos será fácil también.

## inicio clasificación

A estas alturas, usted debe haber dado cuenta de los elementos a tener y no mantener. El siguiente paso es decidir dónde guardar esos artículos. No estamos hablando sólo de su escritorio solo. Estamos hablando de agrupar sus artículos en la estantería, cajones, etc. La mejor manera de agrupar los artículos es agrupándolos según su importancia. Los elementos que se utilizan a menudo deben ir al cajón de la mesa más cercana. El resto de los elementos se deben colocar en los cajones de la mesa que están más lejos. Sus documentos en papel deben estar dispuestas sobre la mesa, de izquierda a derecha. El medio debe ser su área de trabajo.

## Completar todos los proyectos existentes

La mayoría de estos estorba, a veces son sus tareas incompletas desde el día anterior y la semana. Ellos sólo ponen en su escritorio, ocupando un junco del espacio y le distraiga. Una de las mejores maneras de conseguir estos proyectos fuera de su escritorio está añadiendo a ellas. Evitando que no le ayudará a sentirse mejor. Si un proyecto de este tipo le llevará más de una hora, procurar que haya completado todas las tareas existentes antes de proceder con la nueva propio día.

# Capítulo 6: Cómo formar buenos hábitos

Para formar buen hábito, es necesario hacer un esfuerzo consciente y deliberado de su parte para lograr que los hábitos Hay muy buena son fáciles de formulario si tiene la disciplina para hacerlo.

Es fácil escuchar su amigo o un colega dice que quiere hacer esto o aquello y que se las trae y cuando intenta hacer lo mismo que no funciona. La formación de un buen hábito puede ser una lucha a veces, pero si usted está decidido y paciente, se puede cambiar. Sin embargo, la formación de un buen hábito toma tiempo para que pueda convertirse pegado a él.

## Consistencia

La consistencia mundo implica que usted está dispuesto a hacer sacrificios para que pueda sostener sus hábitos. La consistencia es el requisito esencial que necesita para formar buenos hábitos. La consistencia hará que deje de ver su patrón como las tareas. La consistencia ayudará a seguir sus objetivos establecidos.

En honor a la verdad, no se puede formar buenos hábitos sin consistencia.

## Hacer planes y estableciendo metas

Hacer planes y tener metas establecidas de los hábitos que desea formulario es el primer paso hacia la formación de un buen hábito. Hacer un plan y la fijación de objetivos implica que se tome una mirada crítica a lo que se espera obtener de la costumbre previsto. ¿Es el valor de la costumbre qué? ¿Es alcanzable? ¿Es incluso realista? Todas estas preguntas son las que usted será capaz de responder después de realizar los planes y objetivos establecidos sobre el hábito buena desea formar.

Por ejemplo, desea formar el hábito de hacer ejercicio con regularidad. Durante el proceso de elaboración de los planes y el establecimiento de metas, usted sabrá por qué quiere comenzar a hacer ejercicio con regularidad, cómo se puede lograr el éxito cuando se debe iniciar, así como lo que se debe obtener de ella. Como he dicho antes, los planes de hacer, y metas del sistema son esenciales para la formación de un buen hábito.

### Ten un poco de Comienzo

A menudo, cuando se escucha a gente quejándose de que les resulta difícil formar buenos hábitos o hacer cosas buenas con regularidad, que tiene que ver con ellos tratan de ir a los patios llenos 9- demasiado pronto. Si nos fijamos en las personas que quieren perder peso, por ejemplo, y un gimnasio tratando de hacer un hábito, usted descubrirá una cosa más de la DO. Ignoran empezar poco a poco. Que quieren hacer a pie 1 kilómetro en una semana; que quieren hacer 100 flexiones en 2 días. Si bien es bueno para empezar que, a menudo requiere una enorme cantidad de fuerza de voluntad para archivar este nivel de trabajo duro. La mayoría de los principiantes tienen la fuerza de voluntad necesaria para llevarlo a cabo, y que hace que falle el hábito.

Sin embargo, si usted comienza pequeña, por no decir en lugar de 1 km a pie, hacer un 100 o un 100 50. En vez de flexiones, comience con un 20 y su forma de trabajo. El comenzar pequeño hará que usted no ve su hábito recién formado como una tarea que hay que hacer, sino más bien como una forma de relajarse y divertirse. El comenzar pequeño reducirá la cantidad de fuerza de voluntad que tendrá que realizar para mantener su hábito.

### Reconocer la importancia del tiempo

La formación de un nuevo hábito requiere una cantidad significativa de tiempo. No hay que esperar para empezar algo en un día, y se convertirá en un hábito la siguiente. Las cosas no funcionan de esa manera. Reconocer la vitalidad de tiempo y dar un poco. Se le permite hacer eso. Darse un poco de tiempo para hacer su hábito automático le ayudará a superar la frustración - que es una de las cosas que pueden destruir el hábito que está tratando de formar.

### Conozca su motivación

Por lo general, esto debería ser parte de la fijación de objetivos que hablé antes, pero siento la necesidad de explicarlo con más detalle. Tener la motivación correcta puede recorrer un largo camino para asegurarse de que mantener su hábito durante el mayor tiempo posible. La motivación correcta le dará un impulso cuando ya no siente que puede continuar con su buen hábito.

Por ejemplo, si desea formar el hábito de perder peso, la escritura de su fuente de motivación hacia abajo le dará un impulso cuando se siente como que no puede seguir adelante.

## Cambiar su forma de pensar (Ser más consciente)

Muchas de las personas son hoy en día en piloto automático. El comportamiento del piloto automático hace que sea difícil para ellos para formar nuevos hábitos buenos. La razón es que no están pensando en lo que están haciendo o deberían hacerlo. Sin embargo, para formar nuevos hábitos buenos, ser más consciente de sus acciones. Cada vez más conscientes de lo que está haciendo le ayudará a mantener un mejor seguimiento de tiempo y ayuda a mantener el buen hábito de nueva formación.

Por otra parte, un cambio de mentalidad es esencial para formar buenos hábitos. La razón es que la mente controla el cuerpo. Para que usted pueda vencer sus viejas costumbres y formar una nueva buena, que necesita para superar la antigua en su mente en primer lugar. Un cambio de mentalidad traerá un cambio en el comportamiento y también le dará un impulso.

## Asociado con los partidarios

Sus amigos y familiares pueden ayudarle a formar un buen hábito y ayuda a romper las viejas también. El apoyo de los amigos servirá como motivación para mantener su buen hábito recién formado.

Por ejemplo, si desea formar el hábito de comer sano, tiene que ser amigos que comparten un estilo de vida similar, o será difícil para que usted pueda seguir adelante con su nuevo hábito bueno.

En pocas palabras, si usted tiene amigos que no comparten el mismo hábito con usted o no quieren, incluso a tratar, es el momento de hacer nuevos amigos.

## Alterar su entorno

El entorno nos encontramos en juega un papel fundamental en nuestro crecimiento, carácter, y el hábito también. Para una persona que se encuentra en un entorno donde la gran cantidad de personas son obesas y no comer de forma saludable, será difícil para esa persona para formar un hábito de comer sano. Por lo tanto, si desea formar un hábito de comer sano, es el momento de hacer un cambio. Mover a un entorno diferente o tratar de hacer que la gente alrededor se une a usted en su nuevo hábito.

Lo mismo se aplica a una persona que quiere formar el hábito de ir al gimnasio todos los días. Puede trabajar o cambiar su entorno por tener su bolsa de deporte en el lado de la cama por la noche. También puede poner sus ropas de gimnasia en su cama o ellos colgar en la puerta de su cuarto de baño. Así se puede ver que antes de entrar a tomar una ducha en la mañana.

## involucrar a las personas

Para mantener su nuevo hábito, y se centran en sus objetivos, que la gente participe. Decirle a la gente acerca del nuevo hábito desea formar. Estas personas le ayudarán a mantenerse en la línea cuando se empieza a perder de vista lo que está haciendo. Estas personas tendrán que rendir cuentas por su hábito de nueva formación. Se le hará seguir comprometidos con el curso.

Para que obtener personas para ayudarle a concentrarse, trate de tener una especie de camino, su amigo que lo controle. Se puede dar a conocer su propiedad o algo de dinero para ellos y diles que sostenerlo hasta que se haya comprometido con su hábito por completo.

## Personalizar y celebrar su victoria

Muchas veces, nos reprenden a nosotros mismos por no hacer lo correcto. Sin embargo, debemos aprender a darnos crédito cuando hacemos lo correcto también. Cuando se quiere formar un nuevo hábito bueno, es bueno para que usted pueda celebrar su éxito en el cumplimiento de sus objetivos para el día.

Cuando se comprometan a su nuevo hábito formado, que celebra su éxito por premiarse por comprometerse a su nuevo hábito le ayudará a mantener la motivación. La motivación es fundamental cuando se trata de crear un nuevo patrón buena. Por ejemplo, si su nuevo hábito es bajar de peso, puede recompensarse con paño nuevo cada vez que se pierde un par de libras. Si su nuevo hábito es comer de forma saludable, puede recompensarse a sí mismo, tomando a cenar una vez a la semana o así para mantener su estilo de vida saludable. Al hacer esto todo el tiempo te motivará.

### Crear un Cue alrededor de su hábito

Al tratar de formar un nuevo hábito bueno, que es encontrar a sí mismo carece de la motivación y el coraje para seguir adelante con su hábito. Imagine un escenario cuando se activa la alarma a las 6:30 de la mañana. Inmediatamente se levanta, su primer pensamiento será tener su baño y estar listo para el trabajo. Pero si su hábito es una señal, por ejemplo, usted tiene un amigo que se encuentran en el gimnasio a las 7:30 am, y usted no quiere decepcionarlo. Por lo que se obligue a ir al gimnasio por la mañana. Otra cosa que puede hacer es hablar de su nuevo hábito bien formada en las redes sociales como Facebook. Hablando de su nuevo hábito en los aspectos sociales hará a mantenerse comprometidos con él ya que no tendrá como para dejar a sus amigos hacia abajo.

### Formar un patrón con su hábito

Formando un patrón recibe una gran cantidad de cosas. Una vez tuve un amigo que era capaz de escribir cinco artículos en un día, ya que fue capaz de formar un patrón alrededor de su escritura. Escribió sus artículos antes de desayunar. Mantuvo al patrón durante 30 días consecutivos. Por el momento se dio cuenta de la cantidad de trabajo que se hace en un día, que ya ha establecido un patrón; que no quería romper.

Puede este factor en su nuevo buen hábito formado también. Configurar su nuevo hábito bueno para formar un patrón, y usted será capaz de sostenerlo.

**Los contratiempos esperar**

El simple hecho es que nada bueno viene fácil. Este es un hecho conocido. La formación de un nuevo hábito bueno no es diferente. Usted debe esperar reveses medida que tratan de formar un nuevo hábito bueno. Debe esperar que este revés, ya que ayudará a superarlos. Es bueno que usted tiene en la parte posterior de su mente que tropiezo en el camino no significa que no se puede seguir trabajando para formar un nuevo hábito. Los contratiempos son para servir como motivación y no desanimarte.

Por ejemplo, si usted no puede llegar a su cita gimnasio, no se desanime. Reprogramar su fecha y tratar de hacerlo esta vez.

**Conectar su nuevo hábito con un buen uno ya existente que tenga**

Para permanecer comprometidos con su hábito de nueva formación, unirse a ella con un hábito ya existente. El viejo hábito le ayudará a recordar la nueva que está tratando de formar y asegurar la continuidad.

Por ejemplo, desea formar un hábito de hacer ejercicio con regularidad, y ya correr durante unos cinco minutos todos los días, programar sus entrenamientos para comenzar después de su trabajo por la mañana. Puesto que ya está acostumbrado al trabajo por la mañana, y se ha convertido en automático, a partir de sus entrenamientos después no será tan difícil y le ayudará a formar el hábito más rápido.

**¿Cuánto tiempo para su nuevo buen hábito de convertirse en habitual?**

A menudo se oye decir, "toma 21 días para formar un nuevo hábito". Este es un error. Todo comenzó con un libro escrito por Dr.Maxwell Maltz. Dr. Maltz era un cirujano plástico en la década de 1950. Descubrió que lleva a sus pacientes un mínimo de 21 días para adaptarse a su nuevo aspecto después de la cirugía. Este descubrimiento le llevó a publicar su libro más vendido "Psico-Cibernética" en la década de 1960. Lo que el Dr. Malta en realidad dijo fue: 'se necesita un mínimo de 21 días para formar un nuevo hábito.'

Fue fácil para la idea errónea de "21 días" para la propagación, ya que era corto de recordar e inspirar también. Tanto es así que un montón de libros de "autoayuda "hizo un eslogan. Ahora el número 'mágico' ya no se limita a 21. 30, 14 días han sido utilizados por diferentes autores. Sin embargo, no importa cuántas veces una mentira se repite, no puede convertirse en la verdad.

Así que la verdadera pregunta ahora es, ¿cuánto tiempo se necesita para que usted pueda formar un nuevo hábito bueno? Varios investigadores han tratado de llegar a una respuesta a esta pregunta. El consenso alcanzado por la mayoría de estos investigadores es que se necesita un promedio de 2 meses (60 -66 días) o más para formar un nuevo hábito.

Sin embargo, es fundamental tener en cuenta que el marco de tiempo para formar nuevos hábitos depende de la persona involucrada. Además, quedando atrás por un día o dos no de manipulación indebida con la velocidad del proceso. Así que no se asuste cuando se olvida de uno o dos días con su nuevo proceso de formación de hábitos.

## Cómo superar el mal hábito

Un hábito, ya sea bueno o malo, es difícil de romper una vez que se convierte en automático. Un mal hábito de beber o de fumar es especialmente difícil de romper. Sin embargo, para romper estos malos hábitos, puede tomar estos pasos se describen a continuación.

## Reconocer el hábito

El primer paso para superar o de liberarse de un mal hábito es tomar conciencia de que no es un hábito que es un mal hábito en el primer lugar. Usted puede hacer esto mediante el seguimiento de la frecuencia con que complazca. Al mantener un registro de su mal hábito, usted será capaz de ver con qué frecuencia se involucra en ella.

Cuando reconoces sus malos hábitos, que será fácil para usted para retirarse de forma gradual. Por favor, no te critiques por tener malos hábitos; En su lugar, trabajar en los pare.

## El trabajo a detener su hábito pésimo

Después de reconocer sus malos hábitos, el siguiente paso lógico debería ser para detenerlos. Aunque puede tomar algún tiempo para lograrlo. Por ejemplo, si usted se encuentra comiendo chatarra entre comidas, puede reemplazar la chatarra con alimentos saludables como el agua o cualquier otra actividad hasta que no se siente la necesidad de comer basura más.

## Dese crédito por resistirse a su mal hábito

Como se aplica para formar un buen hábito, también a sí mismo debe dar crédito y una palmadita en la espalda cuando a superar su mal hábito diario. Esto servirá como motivación para continuar a luchar contra el deseo de participar en este mal hábito. Sin embargo, cuando se quiere recompensarse por asegurar la recompensa que usted se da no es algo que se hace todos los días. Por ejemplo, si usted es un amante de la ropa y el amor a la tienda de ropa nueva con regularidad, no recompensarse por la superación de ser mal hábito por la compra de ropa nueva, dese algo que apenas se hace como una recompensa.

La formación de un nuevo hábito bueno es buena para su autoestima. Sin embargo, no es tan fácil como parece, pero, al mismo tiempo, no es tan difícil tampoco. Todo lo que necesita es un poco de paciencia y para hacer uso de toda la información discutida aquí.

Para aquellos que tienen algún mal hábito que quiere deshacerse de, también puede utilizar los puntos discutidos aquí para ayudarse a convertirse en la persona que desea ser.

# Capítulo 7: Cómo eliminar influencias negativas

Cuando mucha gente oye acerca de la influencia de frase negativa, que asuma que tiene que ver con las drogas, alcohol u otros vicios sociales. Sin embargo, la influencia negativa es la frase más de vicios sociales. influencia negativa implica esas malas influencias que empujan a tomar decisiones malas. Por ejemplo, puede ser influido en el pensamiento de mal consigo mismo. Esto dará lugar a una baja autoestima. También puede verse afectada a un pensamiento negativo acerca de su vida o su trabajo. Esto podría conducir al suicidio si no es reducido rápidamente. influencia negativa no se limita a tener pensamientos negativos o sugerencias; que puede conducir a hábitos negativos.

Deshacerse de la eliminación de la influencia negativa puede ser un desafío de enormes proporciones. Su tarea eliminación de influencia negativa puede hacerse más difícil si las personas con hábitos negativos que rodean.

Además, estos individuos le recordarán de sus hábitos negativos y obligado para disfrutar de ellos, incluso cuando usted está tratando de eliminarlos. Sin embargo, no todo está perdido. Todo lo que necesita es el compromiso y la perseverancia, y usted será capaz de eliminar la influencia negativa, darle la vuelta y empezar a salir de su vida con más positividad.

El primer paso a tomar si desea eliminar la influencia negativa es cambiar las personas que pasan tiempo con. El siguiente paso es hacer ajustes a la forma en que gastan su tiempo. Estos cambios ayudarán a encontrar la paz y la alegría en su vida.

La siguiente cosa que discutiremos en este capítulo son los diversos pasos que debe tomar para eliminar la influencia negativa de su vida.

Lo que debe saber es que la mayor influencia negativa que habéis asociarse con personas negativas. Son pesimistas y utilizarán este pesimismo para desmoralizar a ti. Pierden su tiempo en tareas sin importancia y que critican al núcleo, si no lo hace no está de acuerdo con ellos. La gente negativa que destruye gradualmente hasta que esté completamente dañado. Al ser dañado, que resultan en alcohol, drogas, cigarrillos, etc. Cuando se dan cuenta de que ha perdido todo su valor, que le abandonan.

El primer paso que debe tomar en la eliminación de las personas negativas es mediante la identificación de ellos. ¿Dónde se ve la gente negativa? ¿Están en su escuela, lugar de trabajo, etc. Reconocer un problema es el primer paso para resolverlo. Como una persona que quiere deshacerse de la influencia negativa, es necesario identificar a las personas negativas que te rodean. Esto puede incluir a las personas negativas que se asocian con la oficina, la escuela si usted es un estudiante, o en casa si usted no está viviendo solo.

Para ayudar a identificar estos individuos, mirada al papel de sus amigos en su vida. ¿Tiene amigos en el trabajo o en el hogar que le hacen llegar tarde al trabajo, desperdiciar su tiempo en actividades frívolas? También pueden hacer sentir mal acerca de sus logros y crecimiento. Estas son las influencias negativas, y si usted tiene tales amigos, es el momento de hacer nuevos.

Como estudiante, si usted tiene amigos en la escuela que regularmente le dan vibraciones negativas, haciendo comentarios negativos acerca de sentirse solo o te hacen sentir triste con sus comentarios como 'tú no el único.' 'Usted no es inteligente.' Si desea eliminar la influencia negativa en su vida, es necesario que se mantenga alejado de estas personas. Hacer nuevos amigos que le harán sentirse bien consigo mismo.

El siguiente lugar que debería mirar para identificar la influencia negativa es en su casa, suponiendo que no se queda solo. Es posible tener miembros de la familia o compañeros de cuarto que se influyen negativamente. Para reconocer su papel en casa, mirar hacia fuera para los familiares que hará la pregunta de quién es usted y su identidad. Esté atento a las declaraciones como 'eres tan tonto, ¿cuándo vas a crecer' personas que hacen tales declaraciones acerca de usted o para usted en su casa son una influencia negativa en su vida. Esto se debe a que te hacen sentir resentimiento hacia su vida. Crean duda en su mente acerca de lo que realmente eres. También destruyen su autoestima gradualmente hasta que se empieza a sentir sin valor.

**Cómo manejar influencias negativas**

Una vez identificados los que repercutirá de forma negativa en su vida, la siguiente pregunta lógica que debe hacerse es "¿Cómo manejo a estas personas que me influyen negativamente?".

Hemos destacado algunos pasos para ayudarle a manejar las influencias negativas.

## Pasar menos tiempo con individuos negativos

En cuanto a identificar con éxito la gente negativa en su vida, usted debe tomar medidas para evitarlos. No importa si la persona es negativa. Poner un poco de distancia entre usted y ellos. Esto le dará tiempo para pensar en sí mismo y reencontrarse sin que sean alrededor para distraer.

Puede distanciarse de la gente negativa, reduciendo la cantidad de tiempo que pasa en el teléfono con ellos si están un poco lejos de usted. También puede evitar tener un uno en -uno conversación con ellos. Tener amigos positivos que le rodean cuando se quiere hablar con ellos para que puedan ver lo que el pensamiento positivo se trata.

Cuando se quiere salir de compras o tal vez la cena, en vez de estar a solas con su amigo cínico, invitar a otros amigos a unirse a ustedes. Esto le impedirá estar solo con su amigo cínico.

Usted está en control de su tiempo. No hay nadie más. No permita que una persona negativa a dictar la forma en que gasta su tiempo. Ellos son paleros de energía. Una vez que se desperdicia es un tiempo que no se puede recuperar. Por lo tanto, pasar su tiempo sabiamente. Ellos nunca aportar nada significativo para su vida, aparte de empuje a unirse a ellos en el lloriqueo de distancia de su valioso tiempo. Pasar una hora con una persona negativa le hará perder tres horas de su tiempo. Horas que podrían haber sido puestos en algún uso positivo. No permita que personas negativas a perder el tiempo. Cuando se les permite en su vida, que están condenados. En lugar de escuchar lo que tienen que decir, distraerse con algunas actividades divertidas. Escuchar música, pasear, o mejor aún, simplemente se excusa.

## Los límites de construcción entre el usuario y la fuente de su influencia negativa

Para eliminar la influencia negativa en su vida, límites entre usted y la fuente de la influencia negativa establecida. La construcción de límites le hará sentirse seguro y en control en torno a una influencia negativa. Si bien la creación de límites puede ser útil en el manejo de ciertos individuos, usted puede descubrir que algunos tratarán de infringir estos límites. Trate de mantener sus límites tanto como sea posible, incluso cuando sienta que ha sido invade. La construcción de las fronteras para impedir la entrada influencia negativa es esencial, sobre todo cuando su influencia negativa es del tipo no se puede cortar por completo. Un ejemplo es su jefe, sus padres o hermanos. Configuración de límites limitará su efecto sobre su vida y ayuda a hacer frente a su presencia sin ningún tipo de conflicto y vivir con ellos por necesidad.

Para evitar ser contagiosa, tenga algo que podría influir negativamente y que incluye a las personas negativas. Es muy importante que usted los mantiene en condiciones de mercado. Cuando en un lugar de reunión de grupo, aprender a ser conciso y hablar menos. Ser prolijo con detalles sólo le explotar y que podría terminar hablando de las cosas que no tienen la intención de que hablar.

### Mostrar una actitud positiva con una persona negativa

Las personas negativas no pueden evitarse por completo, y nos han dicho que ya en este capítulo. Sin embargo, para manejar o difundir su negatividad, debe mostrarles una respuesta positiva cuando muestran su actitud negativa. Recuperar su actitud positiva al equilibrar sus pantallas negativas con su positivo.

Por ejemplo, cuando su amigo negativo dice que nadie se preocupa por ti, dicen que sus amigos o el amor familiar gracias. Si hacen un mal comentario sobre algo o alguien, contrarrestar su declaración diciendo lo importante que es la cosa o lo generoso que el individuo que trató de sofocar es. Cancelación de que las palabras negativas con su respuesta positiva anularán su influencia negativa sobre usted y su negatividad abordar de manera abierta y proactiva.

## Negativo dejar de hablar / pensamiento sobre se

El diálogo interno negativo es tan perjudicial como los hábitos negativos. Usted puede participar en el diálogo interno negativo, pero sólo se centra en las cosas malas que suceden en su vida en lugar de los buenos. diálogo interno negativo puede aplicarse también a la forma de pensar sobre sí mismo. Por ejemplo, una noche de lugar de reunión puede ser cancelada por sus amigos. En lugar de dejar que se vaya, se empieza a decirse a sí mismo que fue cancelado debido a usted. Utiliza palabras como 'nadie me gusta es por eso que no quieren salir conmigo'. Otro ejemplo puede ser algo como esto. Después de tener un día muy productivo en el trabajo, llega a casa en lugar de ser feliz en su día; se empieza a decirse a sí mismo la cantidad de trabajo no se podía hacer.

Por otra parte, mediante el diálogo interno negativo que tienen una visión estrecha de miras del mundo que le rodea. Cuando las cosas no están funcionando para usted y cada vez, lo que no es posible resultado positivo a la vista, lo que significa que usted tiene una sensación de desastre inminente llegando a su manera.

Si se involucra en este tipo de hablar de uno mismo, es el momento de poner fin a la misma, o que no eliminará la influencia negativa de su familia y la vida.

## Seres giro negativo a positivo al hablar

Si desea eliminar la influencia negativa, hay que girar comentarios negativos sobre sí mismo a los positivos. El poder de la mente es crucial para la percepción de sí mismo. Los pensamientos negativos conducen al discurso negativo y negativos en palabras lleva a la influencia negativa. Puede cambiar todo eso, pero tener pensamientos positivos sobre sí mismo y, a su vez, tiene una charla positiva sobre sí mismo.

Comience por evaluar cualquier negativa pensamiento que viene a la mente. Después de la evaluación, dar una respuesta positiva a ese pensamiento negativo en particular. Hacer uso de las respuestas positivas como 'puedo hacerlo mejor que ayer. Hacer uso de la 'puede y lo hará' frase para disipar cualquier pensamiento negativo que viene a la mente.

Recuerde, usted es lo que usted piensa de sí mismo. El cambio debe venir desde dentro antes de que pueda manifestarse hacia el exterior. Comience el día todos los días con una afirmación positiva de sí mismo. Con consistencia en su parte, se quitará influencia negativa en ningún momento de cada área de su vida.

### Ser uno mismo

Su fácil de impresionar a alguien o se ven bien para alguien, pero no siempre es bueno. El simple hecho es que no siempre se puede satisfacer a todos. En lugar de hacer quedar bien a los demás, ¿por qué no se centran en hacerte feliz? No impresionar a nadie, y mucho menos una persona negativa. Sea usted mismo y pasar tiempo de calidad tratando de averiguar las cosas que le hacen Feliz. gastar tiempo con personas que aceptará lo que eres y lo que representan. No persiga las cosas mal.

### Determinar su actitud

Una persona que asocia con una persona negativa hace a su / su propio riesgo. Ellos son tóxicos y presentan toxicidad en su vida. Usted no tiene la fuerza de voluntad para tomar sus propias decisiones, ya que está rodeado de pesimistas.

No permita que personas negativas para dictar cómo se debe responder o cómo su estado de ánimo debe ser. Eres tú mismo y en control de lo que está sucediendo a ti. Elija cómo desea que se comporten. Elija cómo desea ser. Decidir la forma de ejecutar su vida porque es tuyo y de nadie más.

Las personas negativas pueden sacar lo peor de ti. Es bastante normal. Lo que es más importante es cómo dejas que este control se negatividad. No deje que sus emociones lo mejor parte de ti. Determinar su estado de reacción. Si usted se encuentra en situaciones negativas, aprender a controlar sus emociones.

### Reducir los hábitos negativos

No se puede eliminar o eliminar la influencia negativa si no se retiran los hábitos negativos primero. Estos hábitos negativos, como fumar, beber en exceso, y la fiesta regular, podrían hacer sentir bien momentáneamente, pero tienen un impacto negativo duradero en sus sueños y aspiraciones. Por lo general, te dejan con una resaca mala y un sentimiento negativo en la mañana. Este sentimiento negativo en la mañana hará que la mala gestión del tiempo. El tiempo significa mala gestión que no tendrá tiempo suficiente durante el día para perseguir sus sueños y participar en aquellas actividades que faciliten su desarrollo profesional.

Detener todos sus hábitos negativos será una buena manera de manejar las influencias negativas en su vida. Sin embargo, por experiencia, sé que va a ser difícil de detener todos los malos hábitos de pronto, por lo que sugiero recortando en sus hábitos negativos. Esto va un largo camino para la eliminación de influencia negativa en su vida. Por ejemplo, en lugar de salir todas las noches después del trabajo para el bar para un par de copas que generalmente conduce a una copa de más, se corta de nuevo a una o dos veces a la semana.

Algunas personas dan la excusa de estar estresado como la razón que beben cada noche. Usted puede manejar su estrés mediante la participación en actividades saludables como la noche corre alrededor de su vecindario. Si usted no es aficionado a correr, se puede obtener una bicicleta y bicicleta alrededor de su vecindario también. Usted se sentirá menos estresado después de participar en cualquiera de estas actividades. Es lo mismo que tener amigos una o dos veces a la semana y cocinar para ellos. La interacción social es una manera buena para deshacerse del estrés.

### Tener un estilo de vida positivo

Usted puede deshacerse de la influencia negativa dejando un estilo de vida positivo. Puede empezar por tener comidas saludables. Las comidas saludables deben incluir una gran parte de las comidas hecho a sí mismo y menos basura. Una dieta equilibrada de proteínas, verduras y frutas, así como la leche, debe ser parte de sus comidas. Recuerde beber agua adecuada también para mantenerse hidratado. Reducir o refresco o posiblemente evitar por completo, así como otras bebidas azucaradas.

La siguiente parte de su estilo de vida positivo debe ser conseguir suficientes horas de sueño. Esto es una cosa que mucha gente no le prestan mucha atención a, pero, una cantidad suficiente de sueño cada día juega un papel en su estado de ánimo y cómo se siente consigo mismo. Cuando se obtiene una cantidad suficiente de sueño, no se agotan antes del día ni siquiera empezar y va a estar en un buen estado de ánimo. En la economía actual, es fácil para usted a dormir negligencia, pero es esencial que dormir en un momento fijo para garantizar que no se desvía de ella. Configure su habitación para asegurarse de que obtiene dormir tanto como sea posible. Si usted mantiene su horario de sueño, se encontrará más relajado y en un marco más positivo de la mente.

Además, el tiempo recomendado para el sueño adecuado es de nueve horas, asegurarse de que obtiene ese número en un día.

## Tomo nota de sus hábitos poco saludables

Es normal que una persona debe tener algunos hábitos poco saludables por lo que no debe sentir que eres el único con ellos. Sin embargo, saber lo que estás son malos hábitos y buscando formas de eliminar les ayudará a eliminar la influencia negativa.

Para tener efectivamente nota de estos malos hábitos o negativos, pensar acerca de los hábitos que te hacen sentir deprimido y triste sobre sí mismo. Esos hábitos que te dejan con la sensación de que su vida es una mierda y drena su energía por lo que es difícil para que usted pueda centrarse en hacer las cosas que ayudarán a su desarrollo e influir en su vida de manera positiva.

Los ejemplos evidentes de estos hábitos son fuertes dosis de consumo de alcohol, abuso de sustancias, salidas nocturnas y los malos hábitos alimenticios. Las menos obvias son las relaciones no saludables que te dejan con los sentidos de la depresión y la tristeza. Otro ejemplo de este tipo de hábito es la autoestima odio y aversión, baja autoestima. Es muy recomendable que documente estos malos hábitos o negativos para que pueda saber cómo manejarlos.

# Cómo ser una influencia positiva en la gente que le rodea

Muchas personas tienen una o dos personas en su vida que tienen una perspectiva negativa sobre la vida. Es posible que desee para ayudarles a eliminar la influencia negativa en sus vidas e influir de manera positiva, pero no know-how.

La mejor manera de ayudar a un individuo así es para mostrarles como positiva su vida es a través de la actitud que se vea. Trate de ser el mejor que puede ser por vivir una vida feliz, alegre y activo. No trate de mala calidad o tecnología como vivir su vida, ya que se hacen resentimiento hacia usted.

En resumen, la eliminación de la influencia negativa requiere un esfuerzo consciente de su parte porque nadie puede cambiar cuando usted no quiere cambiar. Coherencia con lo que quieres hacer es también crucial.

Por otra parte, si se ha probado la mayoría de las cosas sugeridas aquí y que todavía se encuentra el tener pensamientos negativos sobre sí mismo, trate de meditación. La meditación le ayudará gradualmente a deshacerse de los pensamientos negativos que entran en su mente. Se le ayudará a centrarse en el presente más que en el pasado donde sus pensamientos negativos por lo general te llevan a.

# Capítulo 8: ¿Qué es la Atención?

¿Alguna vez ha tenido que dar un paseo por el parque y darse cuenta de que no recordaba nada acerca de su viaje? ¿O bien, empezamos a comer un paquete de chocolate y se dio cuenta de que se quedaron con un paquete vacío de repente? Esto es común para muchas personas.

Estos son ejemplos bastante típicos de "mente-menos-dad ", que también se conoce como el estado del piloto automático.

Según la investigación, una persona promedio es por lo general en el piloto automático, el 47% de las veces. Esta se caracteriza por un estado de ánimo en el que nuestra mente se distrae, y no estamos en su totalidad en el momento, en lugar de la atención plena.

Se espera que esto, ya que hay muchas cosas para distraer a alguien en este mundo ocupado e interconectado. Sin embargo, las desventajas del modo de piloto automático son evidentes, ya que priva a las personas de apreciar la belleza de la vida. No somos capaces de estar en sintonía con nuestro cuerpo y espíritu.

Por encima de todo, somos propensos al estrés, la ansiedad y la depresión. Esto hace que la atención plena en una herramienta esencial para la vida efectiva.

## ¿Qué es la Atención?

La atención es lo contrario de estar en el modo de piloto automático descrito anteriormente. Se trata deliberadamente de tomar el control de nuestra vida, los sentimientos, pensamientos, y la atención.

La atención plena implica simplemente ser conscientes de nuestros sentimientos, pensamientos, entornos y sensación de cuerpo a medida que surjan. Se trata de estar en sintonía con el momento sin ser un juez.

Podemos explorar tres enseñanzas específicas de la definición de la atención dada anteriormente:

### 1. Conscientemente en sintonía con nuestra atención

Con la atención, tenemos que estar en control de nuestra atención por completo. Esto es diferente del modo de piloto automático; muchos de nosotros nos encontramos. Con el modo de piloto automático, nuestra atención es como un ser cometa barrió con las olas de varios pensamientos.

Ser consciente, sin embargo, implica estar en sintonía con nuestra atención. En otras palabras, somos conscientes y despiertos.

## 2. Nuestra atención se basa en el Momento

Nuestra mente es muy terca y se desviará desde el momento presente en cada mínima oportunidad. Siempre hay algo del pasado para la reflexión. También no le importa tener que preocuparse acerca de eventos futuros. Esto nos roba la oportunidad de estar en el momento.

Con la atención, sin embargo, usted está en este momento. No se llevan a cabo por la preocupación de tratar de analizar las cosas y pensando en el futuro. En cambio, aceptamos el momento y fluir con ella.

## 3. Llevamos a cabo nuestra atención sin juicio

La idea de la atención plena no es controlar suprimir o detener nuestro proceso de pensamiento. Se trata de ser testigo de estos pensamientos, sentimientos y experiencias que se presenten.

Con la atención, nos volvemos un vigilante, un observador de estos pensamientos y emociones sin interferir. Cuando nos volvemos a nosotros mismos a un observador, es menos probable que se pierda en la inconsciencia.

## Ejemplos de la Atención en la vida cotidiana

Hay varios escenarios y acontecimientos de la vida cotidiana en la que la atención entra en juego. Estas son situaciones en las que nos hallamos sin pensar y funcionar en piloto automático. Sin embargo, si aplicamos la atención, hay muchos beneficios que vamos a cosechar.

## 1. Caminar de un punto a otro

Una de la importancia de la atención es cómo se puede transformar las actividades más simples y más mundanas en una experiencia que vale la pena. Esto implica la toma de conciencia y no juzgar, como se discute.

Con lo anterior en mente, evitar que su mente fluya con cualquier pensamiento que venga. En su lugar, estar inmerso en lo que quiera que haga. En otras palabras, cuando usted toma su viaje, tomar nota de cada paso. Además, tenga en cuenta la forma en la brisa riza su paño y cómo se acaricia su piel.

Escuchar a los pájaros cantar y ver el patrón formado por las copas de los árboles a su alrededor. Reloj, la experiencia, y apreciar todo esto a medida que avanza en su viaje.

## 2. En hablar con otras personas

¿Vamos a utilizar Robin y abril como un ejemplo de cómo la atención plena puede ayudar? Robin es loco en abril y trata de soportar su mente y derramar su sentimiento. Aunque las palabras de Robin podrían ser dura, llena de emociones, abril podría tratar de comprender la perspectiva de Robin sin ser un juez.

Esta voluntad implica abril soltar todos los prejuicios e instar a las embarcaciones de una respuesta para Robin. Más bien, se podría optar por escuchar a Robin y tratar de entender las cosas desde su punto de vista. Esto le permitirá responder de una manera bastante compasivo. Con esto, ambas partes pueden llegar a un resultado productivo bonita y resolver sus problemas de manera amistosa.

### 3. Antes de un discurso público

Un número significativo de nosotros temor a hablar en público. Podría ser difícil concentrarse cuando cientos de extraños perforan sus ojos en usted. La buena noticia es que, con la atención consciente, se puede tratar con el estrés que proviene de hablar en público.

Se podría empezar con la respiración suave y consciente. Se podría tomar algún tiempo fuera y se centran en los pensamientos que vuelan a través de su mente. La idea aquí es reconocer y aceptar cómo se siente, en lugar de temer la negatividad que puede ser que desee presentarse.

Se recomienda tener su conciencia en torno a las sensaciones corporales que está experimentando. Esto implica considerar y enfoque en cada parte de su cuerpo y aliviar la tensión. Tomar nota de la sensación ya que sus músculos se relajan, y desaparece el estrés.

### ¿Cómo practicar la atención?

Hay dos formas primarias de la atención plena. Podría ser una práctica formal o informal atención.

- La práctica formal se llama la atención una práctica de meditación. Este es la común recomendada por el Buda. Se trata de entrar en una posición cómoda y cerrar los ojos. Aunque algunas personas les resulta fácil meditar mientras se camina o acostado hecho tan bien, sino que también implica la búsqueda de un mantra, como un sonido o un movimiento que ayuda a su atención.
- La práctica de la meditación informal no tiene que estar en cualquier posición formal. Usted puede hacer esto en cualquier momento con cualquier cosa, ya que es aplicable a la vida cotidiana. Esto implica bañar con atención, lavar los platos con atención, escribiendo con su atención inmersos en ella, y co.

**Maneras distintas diez a practicar la atención**

Aquí hay diez maneras distintas en que la atención puede ser parte de su vida diaria.

### 1. Tomar algún momento y ser consciente de su respiración

En otras palabras, el aviso cómo fluye el aire que entra y sale de los pulmones. Tomar nota del movimiento de su abdomen, la forma en que sube y baja con sus respiraciones

### 2. Sea consciente de lo que se dedican a la

Podría estar sentado, escribir, comer, relajarse, leer o cocinar. Sumergirse en la actividad y no lo que está pensando. Si está leyendo, por ejemplo, cuenta de cada palabra y la imagen de su mente pinturas medida que lee.

Si va a comer, tomar nota del sabor, color, y cómo la comida se siente en la boca mientras se mastica.

### 3. Prestar atención a su viaje

Cuando en un viaje, no deje que su mente en pensamientos sin fin. Poner su conciencia en el arte de caminar. Deje que su atención sea en cada paso y observe cómo se siente su peso sobre la pierna.

### 4. Está bien existen sólo

En otras palabras, usted no tiene que estar haciendo algo. Todo lo que requiere es que usted esté presente en el momento.

### 5. Traer de vuelta hasta el momento

Sí, nuestra mente está bastante terco. Será vagar en algunos pensamientos. En lugar de juzgarse a sí mismo, se trae de vuelta al momento dirigiendo su atención a su respiración. Centrarse en tener un músculo relajado como usted hace esto porque usted se sentirá mucho mejor.

### 6. Proceso mental son pensamientos

En otras palabras, lo que está pasando en su mente no es necesariamente cierto. Usted no tiene que actuar ellos o creer en ellas.

La atención plena nos enseña acerca de estar en el momento y llegar a un acuerdo con las cosas que nos rodean. Se trata de destacar lo que sucede dentro de ti sin ser un juez.

### 7. Trate de ser un observador

A medida que se hizo más consciente de sus sentimientos y el pensamiento, desprenderse de ellos. Aceptarlos sin juzgarlos.

## 8. Participar en actividades que lo hagan en Sintonía

Hay actividades sorprendentes que ayuda fuerza en sintonía a cabo. Estos son fantásticas oportunidades para tener la atención. Asegúrese de aplicar la atención plena en simple día a día las actividades como conducir, natación, lavado, o la lectura.

## 9. Ser una parte de la Naturaleza

Hay muchos efectos positivos de pasar tiempo en la naturaleza. Sin embargo, es una gran manera de observar sus pensamientos.

10. Su mente era capaz de quedarse dormido y dejarse llevar por pensamientos. Esto es totalmente natural. No te rindas como todo lo que necesita hacer es traer de vuelta al "ahora".

## La atención plena exploración de lo que no es ...

La atención plena aboga por la conciencia, que es un todo de electricidad pueden aprovechar. Es necesario suficiente práctica y paciencia para entender esto.

- **La atención plena no se trata de andar por la nube**

La atención plena predica conexión con nosotros mismos, en lugar de andar por la nube. Se trata de ser consciente del momento y correlacionarla con nuestros pensamientos. No hay ningún ritual especial que tenemos que hacer para que esto suceda. Tenga en cuenta la atención es sobre el "ser" y no "hacer".

- **La atención plena no está prestando atención solamente Sobre**

Sí, usted tiene que prestar atención, pero es única. Se trata de prestar atención a la curiosidad, la bondad y la mente abierta, mientras que dejar de lado todas las

- **No existe una especial experiencia con atención plena**

Muchas personas se acercan a la contemplación con algún tipo de expectativa de una experiencia extraordinaria. Esto, sin embargo, provoca frustración cuando él dijo que la experiencia se demora. Incluso práctica de la atención con la esperanza de calma sólo se pondrá en marcha para la decepción. Esto no es cómo funciona, ya que estas expectativas interfieren con nuestros pensamientos.

A pesar de que podría haber algo de calma que viene con la atención, esto no siempre está garantizado.

- **La atención plena no implique Alterar los sentimientos difíciles**

Una vez más, la atención es más sobre "ser" y no "hacer". Con esto en mente, la idea detrás de la atención no es para cambiar las cosas, incluso si es desagradable. Más bien, se trata de la aceptación y el conocimiento de nuestros pensamientos, sentimientos y sensaciones.

- **La atención plena no se trata de ser perfecto**

La perfección es un ideal, no una realidad. Nadie o situación es perfecta. En química, hay un concepto llamado el gas ideal. No es más que una suposición de la realidad, ya que es un espejismo. De la misma manera, la perfección no es una realidad.

Nuestra vida en este momento es la realidad, y con atención, podemos llegar a un acuerdo con él.

# Capítulo 9: Cómo conseguir una buena noche de sueño

El efecto de la buena noche de sueño no se puede exagerar. Es primordial para el bienestar mental, físico y emocional de un hombre. Esto explica por qué no dormir lo suficiente no hacer mella en el bienestar físico, la productividad, e incluso puede conducir a exceso de peso. Lamentablemente, debido a las preocupaciones de la vida cotidiana, muchas personas les resulta difícil reunir sus pensamientos y obtener una buena noche de sueño.

Cuando esté completamente despierto a las 2 horas mirando al techo, para conseguir una buena noche de sueño podría parecer como un espejismo. La buena noticia, sin embargo, es que se pueden tomar medidas para controlar su sueño y asegurarse de conseguir una buena noche de sueño. Esto puede atribuirse a simples rutinas durante el día que se pasan por alto.

Si ha elegido hábitos diurnos malas, como el exceso de alcohol o ejercicio cerca de la tarde, afectaría sin duda su sueño. Nosotros, sin embargo, tenemos algunos consejos interesantes con las que se puede obtener una buena noche de sueño.

### Consejo 1: estar en sintonía con su ciclo sueño-vigilia

Una de las mejores estrategias para conseguir el sueño de una buena noche de es estar en sincronía con el ritmo circadiano. Si mantiene un ciclo de sueño-vigilia definitiva, la calidad de su sueño será mejor. Algunos consejos para que esto sea posible son los siguientes:

### El sueño, al mismo tiempo todos los días

La idea detrás de esto es mantener regularmente el reloj interno de su cuerpo, lo que, a su vez, aumentar la calidad de su sueño. Su hora de acostarse debe ser cuando se está estresado o cansado. Esto evitará que gire y lanzamiento.

### Control de la siesta

No tenemos ningún problema con la siesta, ya que podría ser una excelente manera de compensar una noche de insomnio. El problema con la siesta, sin embargo, es que podría afectar a la calidad de su sueño por la noche. Con esto en mente, limitar las siestas a un máximo de una hora en la tarde.

### Control de necesidad de dormir después de la cena

Es común y normal que se sienta con sueño después de comer, especialmente si se trata de una comida pesada. Resistir el impulso de acurrucarse su sofá y dormir fuera. Más bien, levantarse y empezar a moverse. Encontrar algo que hacer, como lavar los platos, conversando con su cónyuge, lectura, o presionando su ropa para el día siguiente. Dormir antes de lo habitual puede hacer que usted se despierta a media noche, lo que lleva al insomnio.

## Consejo 2: Sea Exposición Inteligente Con Luz

Existe una sustancia que se produce naturalmente en el cuerpo llamada melatonina, que es controlado por la luz. La principal tarea es la de regular el ciclo sueño-vigilia. En la oscuridad, el cerebro segrega más melatonina, que induce el sueño. A la luz, así, el cerebro segrega menos melatonina, lo que le hace muy alerta. El problema viene cuando se altera la producción de melatonina. Como resultado de ello, vamos a explorar cómo controlar su exposición a la luz.

### Influir en su exposición a la luz durante la Luz

- Obtener Más luz brillante en la mañana: Lo antes posible todas las mañanas, se exponen a la luz solar. Tome un paseo en su compuesto o deslizar los ciegos de manera que los rayos de luz entrar.
- Pasar el tiempo suficiente en el Día Fuera: cuando se tiene un descanso en el trabajo, ir a dar un paseo. Ejercicio al aire libre o dar un paseo con su perro.
- Dejar entrar más luz natural en su oficina o en el Trabajo. Es una buena idea tener la ventana persiana abiertas durante el día en el trabajo o en su oficina.

### Influir en su exposición a la luz durante la noche

- Evitar brillante pantalla de una hora para cama: La luz azul que viene de su dispositivo móvil, pantalla, TV, PC, etc. no ayuda a su sueño. Como remedio, utilice software de alteración de la luz o reducir el brillo totalmente si no puede permanecer lejos de sus aparatos
- Evitar la lectura con los dispositivos de luz de fondo: Detener el uso de teléfonos, tabletas, etc., para leer por la noche.
- Trate de dormir en una habitación completamente a oscuras: Mantener las fuentes de luz de su habitación. Utilice una cortina pesada para bloquear los rayos de luz. Sueño con una máscara si no se puede controlar la fuente de luz.

- Si tiene que salir de la cama por la noche, utilizar luces tenues. Esto hará que sea fácil para que usted pueda volver a dormirse.

- 

## Consejo 3: El ejercicio durante el día

El ejercicio regular es una de las mejores maneras de conseguir una buena noche de sueño. Si usted hace ejercicio durante el día, se va a dormir mejor por la noche. El ejercicio regular puede ayudar a vencer el insomnio. Además, también le ayuda a vivir en un sueño profundo más.

- ejercicio más vigoroso te hace dormir mejor por la noche. Sin embargo, no importa lo poco que ejercen, además de aumentar la calidad de su sueño.

- Es esencial para construir un hábito de ejercicio de calidad. Esto se debe a que es posible que no vea el efecto del ejercicio regular hasta después de un par de meses.

Sea inteligente con su calendario de ejercicios

Hay muchos beneficios del ejercicio, como el aumento de la temperatura corporal, impulsando la frecuencia cardíaca, y el aumento de la tasa de metabolismo. Esto es bueno si se hace ejercicio en la mañana o por la tarde. Hacer ejercicio en la noche, sin embargo, puede ser una receta para el desastre.

Con esto en mente, el ejercicio vigoroso debe terminar por la tarde. Si debe ejercer en la noche, que sea de bajo impacto y yoga suave como, estiramiento, o caminando.

## Consejo 4: tomar nota de lo que come y bebe

Desconocido para muchos, la elección de los alimentos también juega un papel muy importante para influir en la calidad de su sueño. Como resultado de ello, tenga presente lo siguiente en cuenta ya que influyen en su dieta:

## Reducir la cafeína y la nicotina:

Desconocido para muchas personas, la cafeína interfiere con el sueño. Puede afectar a su sueño de una manera horrible y podría estar activo durante todo el tiempo como 12 horas después de beberlo. También, evitar fumar cuando está cerca de la hora de dormir. No ayuda a su sueño.

## Evitar comidas enormes en la noche

Idealmente, se recomienda tener su cena temprano en la noche. Debe ser por lo menos dos horas antes de acostarse. Una comida pesada no le ayudará. Manténgase alejado de la comida picante y ácida también.

## Reducir la ingesta de líquido por la tarde

Cuando usted bebe el exceso de líquido, la vejiga se llena, lo que hará que se despierte sin cesar para ir al baño. Esto afecta a su sueño.

## Consejo 5: relajarse y despejar la cabeza

Hay muchas razones por las personas les resulta difícil dormir bien. Podría ser el estrés, ira, preocupación, ansiedad, y muchos otros factores. Por esta razón es necesario tomar medidas para controlar su salud mental mediante la reducción de su nivel de estrés en general. Se puede recorrer un largo camino en la relajación de la mente y la preparación para una buena noche de sueño reparador. La idea de esta sección es centrarse en el desarrollo de hábitos útiles como técnicas de relajación, meditaciones, escuchar música suave, etc., con la intención de inducir el sueño.

Si usted se encuentra desconcertado con sus preocupaciones de manera que no le deja dormir, tiene que concentrarse en esta parte. Si el exceso de estimular su cerebro en el día, estableciéndose a dormir puede ser difícil. Por ejemplo, muchas personas no pueden concentrarse en una sola tarea por mucho tiempo. Son culpables de estar constantemente en busca de algo nuevo y fresco para estimular a sí mismos. Esto hace que sea muy difícil relajarse.

La mejor manera de hacer esto es establecer el tiempo extra para relajarse, ponerse al día con amigos a través de chat, ver sus medios de comunicación social. Además, la idea es concentrarse en una sola tarea a la vez. Esto ayudará, y usted será capaz de calmar la mente cuando se está a punto de dormir.

## Muestra la respiración profunda ejercicio para ayudar a dormir mejor

La idea de este ejercicio es hacer que respirar desde el vientre y no el pecho. De esta manera, puede activar las técnicas de relajación que producirán un efecto calmante instantáneo de la presión arterial, la frecuencia cardíaca y los niveles de estrés. Los pasos siguientes describen cómo ir sobre él:

- Estaba en una posición cómoda con los ojos cerrados
- Tener una mano en el pecho y la otra en el abdomen
- Respirar por la nariz y ver la mano sobre el aumento del vientre. Debe haber un pequeño movimiento con la mano en el pecho

- Exhale por la boca y exhala el aire tanto como sea posible. La mano sobre el vientre debe moverse en cuando se inhala, mientras que el otro debe moverse un poco
- Sigue repitiendo el ciclo de inhalación y exhalación por la nariz y la boca. Succionar el aire suficiente para permitir la parte inferior del abdomen aumentando.

## Una Exploración del cuerpo del ejercicio para ayudar con el sueño

Al dirigir su atención a varias partes de su cuerpo, se puede señalar en cualquier lugar que se tensó y tomar las medidas necesarias para renunciar a ella.

- Se acostó en su espalda con las piernas extendidas. Sus ojos se cerraron, y los brazos a los lados. Empezar a respirar y dirigir su atención a ello hasta que se sienta mejor.
- Concéntrese en su dedo del pie derecho. Busque cualquier tensión sin dirigir su atención lejos de su respiración. A medida que inhala, imagine cada respiración que fluye de los dedos del pie. Mantenga su atención en los dedos de los pies durante al menos tres segundos.
- Ahora se centran en la suela del mismo pie. Esté atento a cualquier sensación en esa parte del cuerpo e imaginar la respiración que fluye de la suela. Mover el foco al tobillo, la pantorrilla, la rodilla y otras partes del cuerpo. Pasar más tiempo en cualquier parte del cuerpo que se siente tenso.
- Cuando haya terminado con toda la exploración del cuerpo, tomar nota de cómo se siente todo el cuerpo. Debe haber una profunda sensación de relajación que hará más fácil a la deriva.

# Conclusión

Gracias por haber pasado a la final de este libro. Esperamos que era informativo y capaz de proporcionarle con todas las herramientas que necesita para alcanzar sus objetivos sean los que sean, y ser una persona positiva.

Este libro se ha discutido acerca de muchas cosas que encontrará interesante. Se ha proporcionado ideas y soluciones que necesita a través de la escala en la vida.

Ahora, sabemos lo que es el pensamiento excesivo, el peligro de pensar demasiado, y la forma en que está vinculada a la productividad general y la salud mental. También aprendimos la importancia de desorganizar la mente, nuestro medio ambiente y cómo formar buenos hábitos y su influencia negativa con el fin de crecer y ser mejor.

El siguiente paso es volver a leer este libro si encuentra algo confuso y llegar a una decisión. Para ser una persona mejor y lograr sus objetivos, es necesario tomar ciertas medidas y riesgos. Esto es lo que este libro ha sido capaz de proporcionar, ideas y consejos que usted necesita para mejorar el mismo.

¡Recuerde, los captadores metas son responsables de las decisiones! Retraso y la dilación es peligroso y puede destruir aún más su vida. Hacer un esfuerzo consciente y deliberado de utilizar este libro para su pleno efecto. ¡No se olvide de comprar para sus amigos y familiares también! Podrían estar en necesidad de este libro para resolver los problemas.

CPSIA information can be obtained
at www.ICGtesting.com
Printed in the USA
BVHW061244080321
601998BV00010B/1024